Dr ROZ CH.-MARIE

Ancien externe des Hôpitaux

Du Traitement

des

Lésions inflammatoires de la Cornée

(Abcès, Ulcères et Kératites parenchymateuses)

par la douche d'air chaud

NANCY

IMPRIMERIE L. BERTRAND

Rue Saint-Georges, 51

—

1909

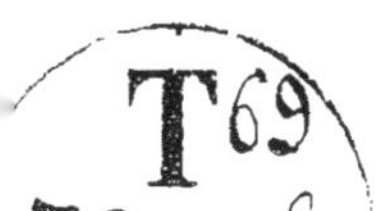

Dr ROZET CH.-MARIE

Ancien externe des Hôpitaux

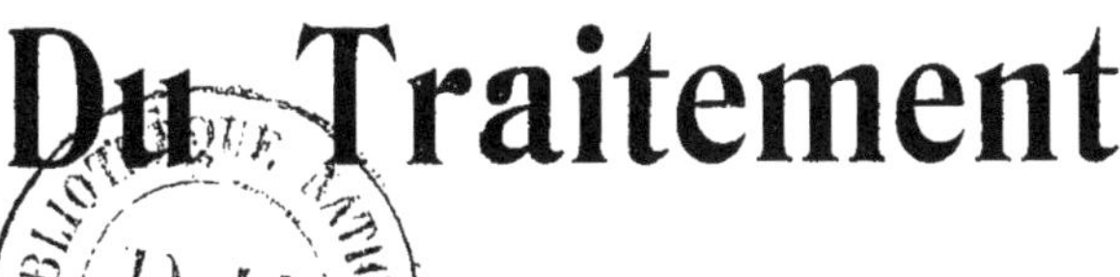

Du Traitement

des

Lésions inflammatoires de la Cornée

(Abcès, Ulcères et Kératites parenchymateuses)

par la douche d'air chaud

NANCY

IMPRIMERIE L. BERTRAND

Rue Saint-Georges, 51

—

1909

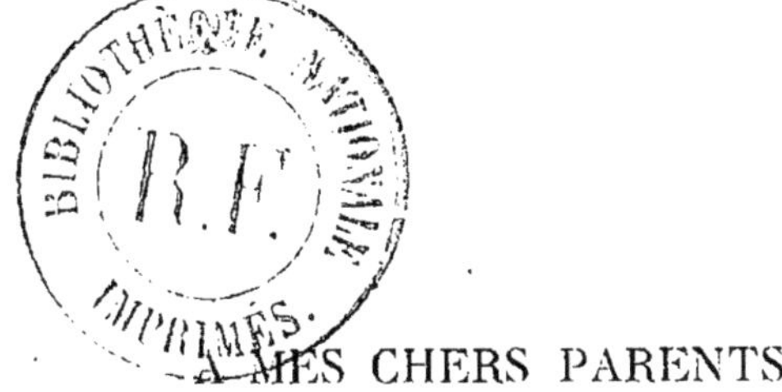

A MES CHERS PARENTS

Bien faible témoignage d'une vive reconnaissance

A MA SŒUR

AUX MIENS ET A MES AMIS

A mon Président de Thèse

M. le Professeur ROHMER

Professeur de Clinique ophtalmologique
à la Faculté de Médecine de Nancy

A TOUS MES MAITRES DE LA FACULTÉ

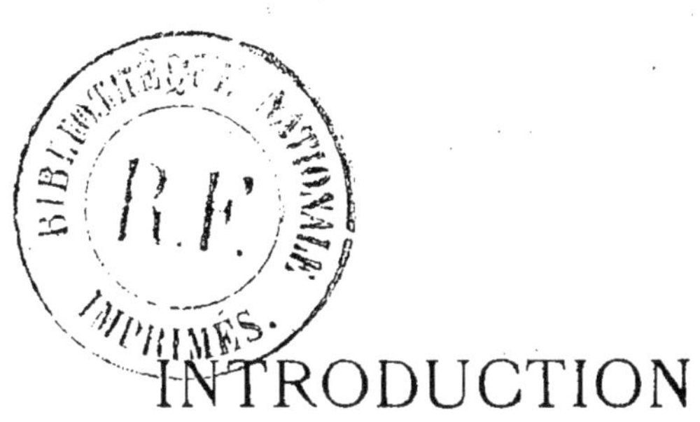

INTRODUCTION

Pendant les six mois que nous avons eu l'honneur d'être l'externe de M. le professeur Rohmer, nous avons vu un nombre assez considérable de malades, atteints d'ulcères de la cornée, venir, pendant de longs mois, se faire panser au service tous les jours ou tous les deux jours, et, tout en effectuant minutieusement, à intervalles réguliers, les mêmes rites des mêmes pansements, nous avons souvent réfléchi à la longueur du traitement alors institué. Aussi, nous l'avouons, cela a été pour nous un grand plaisir que d'essayer un remède nouveau sur ces ulcères qui n'apportaient jusqu'ici au médecin traitant qu'ennui et perte de temps. Depuis quelques années, dans toutes les revues, dans tous les journaux médicaux, nous lisions des cures merveilleuses obtenues grâce à l'air chaud ; notre idée, approuvée d'aileurs par notre maître, a consisté à l'essayer, nous aussi pour le traitement de ces ulcérations si rebelles.

Pendant deux mois, deux fois par jour, nous avons régulièrement et méthodiquement fait des insufflations d'air chaud à toute une série de malades, et ce sont ces cas traités qui feront le sujet de notre thèse inaugurale.

Frappé des bons résultats obtenus par ce traitement, après un temps relativement court, M. le professeur Rohmer a eu l'idée de nous le faire essayer également sur une affection très lente, désespérante même : la kératite parenchymateuse, le plus souvent d'origine hérédo-spécifique. Le premier malade soumis à nos expériences ayant présenté une amélioration notable, nous avons continué nos essais sur un certain nombre d'autres, et toujours nous avons obtenu des résultats souvent presque merveilleux, toujours durables et très satisfaisants. Voilà pourquoi au traitement des abcès et ulcères de la cornée par la douche d'air chaud, nous ajouterons également celui des kératites parenchymateuses.

Pour plus de facilité, nous nous étendrons spécialement sur les ulcérations de la cornée, dont le traitement devait être le seul titre de ce modeste ouvrage. Nous dirons dans un premier chapitre quelques généralités sur l'étiologie et la pathogénie de ces ulcères, en nous étendant un peu plus sur les traitements antérieurs au nôtre. Dans un second chapitre, nous donnerons l'historique de l'air chaud et dans un troisième, nous décrirons l'instrumentation et la technique qui nous ont servi à mener à bien nos expériences. Puis nous essaierons de débrouiller l'action thérapeutique si complexe de la douche d'air chaud dans un quatrième chapitre que nous ferons suivre d'un cinquième contenant nos observations et nos conclusions.

Ces quelques considérations bien établies, dans la seconde partie de l'ouvrage, nous parlerons également de la kératite parenchymateuse d'une manière toute générale, en nous étendant quelque peu également sur les traitements essayés avant la douche, et dans un second chapitre nous publierons les observations des quelques sujets que nous avons pu traiter, observations que nous ferons suivre de nos conclusions pour le cas particulier.

Enfin, nous terminerons en citant les quelques ouvrages qui nous ont servi pour nos recherches sur ces deux traitements.

Mais, avant d'aborder notre sujet de front, nous sommes heureux de rester fidèle à la tradition et de profiter de l'occasion qui nous est offerte pour adresser à tous nos maîtres de la Faculté de Médecine de Nancy l'hommage de notre profond respect et de notre gratitude presque filiale.

Nous tenons tout d'abord à témoigner notre très vive reconnaissance à M. le professeur Rohmer autant pour le grand honneur qu'il nous fait d'accepter la présidence de cette thèse que pour la sympathie qu'il nous a maintes fois manifestée au cours de nos études. Ses conseils nous ont été précieux pour la rédaction de ce travail, et nous emporterons un souvenir ineffaçable de la familiarité de ses cliniques, si intéressantes et si documentées.

Que MM. les professeurs Gross, Bernheim et Frœlich dont nous avons également été l'externe soient assurés de notre gratitude pour leur enseignement magistral, clair et précis. Ce sont eux qui ont guidé nos pas dans les débuts souvent arides, de nos études : ils nous ont initié à l'art si délicat de la médecine et nous ont appris quelle patience et quel dévouement le praticien doit apporter dans l'exercice de sa profession.

Enfin que tous nos maîtres MM. les professeurs Hergott,

Spillmann et M. le professeur agrégé Frühinsholz entre autres reçoivent ici l'hommage de notre profonde reconnaissance, et nous n'oublierons pas M. le professeur agrégé Collin qui, pendant tout le cours de nos études nous a manifesté des témoignages constants d'intérêt et de bonne camaraderie.

Nous devons une marque toute spéciale de gratitude à M. le docteur Miramond de Laroquette, médecin-major de 2e classe au 5e régiment de hussards pour ses notes personnelles sur l'air chaud qui nous ont été très précieuses. Il a eu l'amabilité de nous prêter son appareil pour nos insufflations : c'est à son offre gracieuse que nous devons d'avoir pu entreprendre nos recherches et mener à bien nos expériences ; nous l'en remercions du fond du cœur.

Enfin, nous emporterons un bon souvenir de tous nos camarades d'études et nous n'oublierons jamais les excellents termes d'amitié qui nous ont unis pendant de longues années, et qui, nous l'espérons, survivront malgré l'éloignement.

PREMIÈRE PARTIE

Des Abcès et Ulcères de la Cornée

CHAPITRE PREMIER.

Quelques considérations sur les Ulcères de la Cornée.

On a pendant longtemps nié la possibilité de la suppuration de la cornée, par suite de l'absence des vaisseaux dans cette membrane. Maintenant, surtout depuis les travaux de Ch. Robin (*Leçons sur les humeurs normales et morbides du corps de l'homme*) qui ont démontré la présence des globules du pus dans les parties altérées, cette suppuration n'est plus niée par personne.

Le mode de formation des ulcères est celui-ci : au début, apparaît sur la cornée une tache blanchâtre, souvent très fine, qui se propage en largeur et en profondeur en formant une opacité plus ou moins étendue, le plus souvent circulaire ou ovale. La surface de la cornée devient alors inégale, chagrinée, terne, cet aspect étant le résultat d'un soulèvement de l'épithélium. La tache passe au blanc jaunâtre, pendant qu'au pourtour la cornée s'infiltre, infiltration séreuse due à la compression des éléments cornéens et au trouble de leur nutrition.

Cet abcès de la cornée amène bientôt une inflammation

et une injection sous-conjonctivale périkératique très prononcée.

Les abcès superficiels étant placés, soit dans la membrane de Bowmann, soit immédiatement au-dessous d'elle, ne tardent pas à s'ouvrir et à se transformer en ulcération ; cette ulcération de la cornée est donc la seconde phase des kératites suppuratives : elle peut occuper une surface plus ou moins grande suivant l'étendue de la suppuration et la profondeur à laquelle le pus se trouve logé. Cependant une plaie cornéenne, d'origine traumatique et infectée, aboutit de suite à l'ulcération.

On distingue en clinique deux sortes d'ulcérations : l'ulcération aiguë et l'ulcération chronique.

L'ulcération aiguë apparaît pendant les premiers jours qui suivent l'ouverture de l'abcès : elle est à bords irréguliers et frangés surtout visibles à jour frisant. Le fond de l'ulcération affecte une coloration jaunâtre ou grisâtre qui gagne de proche en proche en profondeur. Tant que l'inflammation persiste, la vascularisation est très développée dans les tissus péricornéens.

La seconde variété des ulcères, ou plutôt leur seconde période, est une perte de substance qui, d'aiguë et progressive, est devenue chronique et stationnaire. L'inflammation est arrêtée ; l'injection des tissus voisins est même disparue complètement, et les bords de l'ulcération ont changé d'aspect : d'irréguliers et frangés, ils sont devenus lisses et brillants ; le fond de l'ulcère s'est vidé et se présente alors sous forme d'une facette plus ou moins large. On aperçoit souvent des vaisseaux qui se sont développés dans la cornée elle-même, partant de la conjonctive pour venir jusqu'au pourtour même de l'ulcère.

Symptomatologie — Quels sont les symptômes des ulcères de la cornée, symptômes autres que ceux que l'on perçoit sur le globe oculaire, directement ou à l'aide de l'éclairage oblique ?

Signalons, parmi les plus constants, la photophobie, souvent très accusée, le malade ne pouvant absolument pas supporter la vue des objets, même faiblement éclairés.

On note également du larmoiement plus ou moins considérable selon les cas.

Signalons également les névralgies ciliaires, que l'on observe très souvent, névralgies surtout violentes le soir et la nuit, plus calmes dans la journée. Certains auteurs ont remarqué que, lorsque l'abcès occupe la partie supérieure de la cornée, les douleurs ont leur siège dans le sourcil et le front, et qu'au contraire, lorsqu'il occupe la partie inférieure de la cornée, elles siègent dans la joue correspondante, qui devient sensible au toucher et peut même arriver à s'œdématier. Très souvent, cependant, tous ces signes n'existent pas, et les malades accusent simplement une sensation douloureuse de gravier ou de corps étranger.

Marche et complications. — Voyons maintenant la marche et les complications des abcès de la cornée. Lorsque ces abcès s'ouvrent en avant, ils forment une ulcération qui, d'aiguë et enflammée devient chronique : la cornée se vascularise et les cellules épithéliales prolifèrent, de manière à combler l'ulcération jusqu'à guérison complète.

Si l'abcès s'ouvre en arrière, le pus tombe dans la

chambre antérieure de l'œil, dans l'angle formé par la réunion de l'iris et de la membrane de Descemet : il y forme une tache blanche, à limite supérieure horizontale, qui est l'hypopion.

Mais ces abcès peuvent, au lieu de se frayer un passage en avant ou en arrière, envahir la cornée tout entière ; ils donnent alors une infiltration totale qui, d'abord terne et gris perle, devient blanc crémeuse lorsque toute la cornée est en suppuration. La pression intraoculaire persistant, et la résistance de la cornée étant considérablement diminuée, nous pourrons avoir une perforation de la membrane, amenant l'écoulement au dehors de l'humeur aqueuse : il peut même s'établir une fistule cornéenne laissant échapper cette humeur aqueuse, au fur et à mesure de son renouvellement.

Enfin, l'inflammation suppurative de la cornée peut être accompagnée d'iritis, qui ne sont, ni très graves, ni aussi fréquentes qu'on pourrait le supposer.

Étiologie. — Quelles sont maintenant les causes des abcès et des ulcérations de la cornée ? Ces causes sont ou locales, ou générales, constitutionnelles.

Parmi les causes locales, nous devons signaler toutes les conjonctivites aiguës ou chroniques, le catarrhe du sac lacrymal et les granulations, qui, sous l'influence d'une irritation plus ou moins violente, dont la conjonctivite est le siège, peuvent amener une modification de la nutrition de la cornée et son inflammation.

A ces causes, nous devons ajouter toutes celles qui proviennent d'une irritation locale, soit par un corps étranger (petite pierre, gravier, poussière, éclat de bois, barbe d'épi de blé selon les professions), soit par les lithiases de la conjonctive ou les cils déviés par un entropion qui frottent constamment contre la cornée.

Les causes constitutionnelles sont moins connues. On rencontre ces abcès chez les personnes scrofuleuses ou en général lymphatiques, chez les vieillards, chez les malades à affections pulmonaires chroniques, etc. Selon Wells, on les voit apparatre dans le choléra et le diabète. Bien souvent même, ils se développent dans la convalescence de la rougeole, de la scarlatine, de la diphtérie et même au cours de pneumonies.

Ajoutons que, la plupart du temps, on a retrouvé sur la cornée les microbes spécifiques des affections précédant l'abcès : pneumocoques, bacilles de Löffler, streptocoques, staphylocoques, gonocoques, etc. A propos de ces derniers, signalons la fréquence et la bénignité relative des affections oculaires blennorrhagiques chez l'enfant, et leur gravité exceptionnelle chez l'adulte, aboutissant presque constamment à la perforation de la cornée.

Durée. — La durée des abcès de la cornée est très variable, selon les individus et les complications qui surgissent. Les plus vite guéris sont les abcès tout superficiels, qui demandent un à deux mois. Presque toujours leur cicatrisation laisse des taies ou leucomes de la cornée, indélébiles, et affaiblissant par conséquent l'acuité visuelle dans des proportions souvent considérables.

Pronostic. — Dès que le pus s'est frayé une issue au dehors, les abcès de la cornée guérissent assez facilement ; d'ailleurs le médecin doit en surveiller de très près l'évolution et au besoin provoquer lui-même leur évacuation s'il veut éviter souvent une suppuraton totale, c'est-à-dire une destruction de la cornée.

Traitement. — Tout d'abord, on instillera dans la plupart des cas, de l'atropine dès le début, en alternant, si la sensibilité de l'œil est trop grande ou si l'œil est trop douloureux, avec un collyre au chlorhydrate de cocaïne. Contre la douleur, on pourra également appliquer sur l'œil, trois à quatre fois par jour, des compresses chaudes et même aller jusqu'à faire, sur les tempes et le front, des onctions de pommade mercurielle belladonée.

Souvent, l'hypopion se résorbe seul : s'il persiste trop longtemps et donne des phénomènes de mydriase, il faudra l'évacuer par une paracentèse. Si la vascularisation est trop intense et constitue par elle-même un symptôme morbide, ou si la conjonctive présente un chémosis séreux, on instillera quelques gouttes de collyre à la cocaïne et à l'adrénaline. Dans les vieilles taies enflammées ayant produit une vascularisation souvent intense formée de pinceaux de vaisseaux allant de la conjonctive au pourtour des ulcères, il sera quelquefois nécessaire, pour obtenir un résultat durable, de thermocautériser, d'une manière très douce, cette vascularisation anormale.

Quels agents antiseptiques emploierons-nous pour agir directement sur l'ulcère ? On a vanté tour à tour un certain nombre de médicaments, et si tous ont des avantages, ils ont, tous aussi, des inconvénients. Les uns ont placé sur la cornée, entre les paupières, des poudres sèches : iodoforme, aristol, calomel porphyrisé, etc. D'autres ont proposé des pommades à l'oxyde ou au cyanure de mercure, au peroxyde de zinc, etc. A la clinique de M. le professeur Rohmer, conjointement avec d'autres méthodes, on emploie depuis quelques années du xéroforme (tribromophénate de bismuth) et du peroxyde de zinc que l'on projette sur la cornée à l'aide d'un petit pinceau, après avoir fait une large irrigation de la membrane et des culs-de-sac conjonctivaux avec une solution de cyanure de mercure au 1/1000e et après avoir instillé dans l'œil une goutte ou deux de collyre à la cocaïne. Tous les procédés employés ont donné d'excellents résultats, mais malheureusement ils sont inconstants et la cicatrisation est toujours très lente à se produire.

Il est intéressant de rappeler les nombreux traitements préconisés en dernier lieu et dont quelques-uns ont le mérite d'être très originaux, s'ils n'ont pas celui d'être très pratiques.

Jacqueau vante l'eau oxygénée qui, d'après lui, donne des résultats superbes. (*Lyon médical*, 1907).

Roure propose le traitement par le formol qui, dit-il, donne d'excellents résultats au point de vue des cicatrices, plus transparentes que par n'importe quel autre procédé. (*Revue d'hyg. et de thérap. oculaire*, 1908).

En 1899, au IXe Congrès international d'Ophtalmologie, le docteur Dianoux, de Nantes, après avoir essayé les injections sous-conjonctivales d'iode, de sels de mercure et de sel marin, vante les injections d'eau de mer, qu'il assimile au sérum sanguin artificiel.

Weekers étude l'action bactériolytique de la bile sur certains ulcères à pneumocoques, et en propose l'instillation sur la cornée. (*Scalpel Liège*, 1908).

Enfin, ces dernières années, on a beaucoup parlé des

résultats donnés par le sérum antidiphtérique, non pas en instillations sur l'œil, mais en injections sous-cutanées, et partout, on a signalé des succès merveilleux obtenus à bref délai par cette sérothérapie. Nous avons eu le plaisir de voir, à la clinique de M. le professeur Rohmer, un de nos excellents amis essayer ce traitement et arriver, lui aussi, à des conclusions très favorables.

Malheureusement, si les hypopions disparaissent assez rapidement, si l'évolution des abcès est arrêtée plus ou moins brusquement, il n'en est pas de même de l'ulcération en elle-même, dont la cicatrisation ne subit, de ce fait, aucune accélération. Deux de nos malades, d'ailleurs, ont au préalable été traités par ce procédé, et chez l'un, l'ulcère n'a présenté une amélioration rapide et notable qu'après nos insufflations d'air chaud.

Quoi qu'il en soit, tous ces divers traitements sont très longs : dans les cas les plus favorables, il faut six semaines à deux mois à un ulcère très superficiel pour se cicatriser. Nous verrons plus loin que le traitement par la douche d'air chaud est beaucoup plus rapide, et qu'en tout cas il procure au malade un soulagement immédiat utile qui le frappe et qui, la plupart du temps, le fait supporter très facilement le traitement institué.

CHAPITRE II.

Historique

L'emploi de l'air chaud en thérapeutique ne date pas d'hier. On trouve pour la première fois, dans le traité de Médecine opératoire de Dieffenbach (*Opérationslehre*, 1845), une allusion à son emploi possible. Depuis quelque temps déjà, on recherchait les actions physiologiques de la chaleur, si bien mises au point par Cl. Bernard dans ses « Leçons sur la chaleur animale », et certains auteurs avaient essayé, soit des bains chauds, soit des douches chaudes pour traiter diverses affections.

Mais il faut arriver jusqu'en 1894 pour voir apparaître le premier appareil producteur d'air chaud : il est dû à Vorstadter, médecin à Bialystock (Russie). Depuis ce premier essai, on construit d'autres appareils et on traite par l'air chaud une foule de maladies.

Klapp et Bier se servent de l'air surchauffé dans un grand nombre d'affections chirurgicales et inventent d'ingénieux appareils pour le traitement des diverses régions. (*Münch. Woch*, 1900).

Holländer et Lang traitent, par ce procédé, le lupus

tuberculeux et le chancre mou, leur but étant surtout d'obtenir une action destructive, c'est-à-dire la formation d'une escharre. (*Dermat. Zeitschrift*, 1879).

Jayle, de Paris, et Haralamb, de Bucarest, emploient la douche d'air chaud, au moyen d'appareils de leur invention, pour le traitement des néoplasmes et cancroides cutanés. (*Congrès de Physiothérapie*, 1898).

Peu après, Frey et Gilbert, de Baden-Baden, appliquent systématiquement ce même procédé aux cas les plus divers, et notamment à des affections purement médicales : arthrites rhumatismales, névralgies, affections viscérales chroniques, etc. Neumann obtient des résultats remarquables dans le traitement du rhumatisme articulaire chronique et de l'arthrite déformante. (*Congrès de Médecine*, 1900).

De bonne heure aussi, les otorrhinologistes, Menier, Lermoyez et Lichtwitz entre autres, l'utilisèrent pour le traitement des lésions pharyngées et tubaires, de l'ozène, des sinusites et des otites moyennes. (*Annuaire des maladies de l'oreille*, 1900 et 1901).

Dans ces dernières années, l'emploi de la douche d'air chaud s'est généralisé, et Bonamy, Marot, Vignat l'appliquent avec succès au traitement des ulcères variqueux et des gangrènes diabétiques, guérisons qui motivent les communications de MM. Ricard et Tuffier à la Société de Chirurgie.

Ulmann obtient de très beaux succès sur les plaies torpides, les adénites suppurées et les ulcérations syphilitiques. (*Wien. Klin. Woch*, 1901).

Enfin tout récemment, cette année même, Ménétrel a rapporté à l'Académie de médecine des guérisons de naevi obtenues avec le jet d'air chaud, et au dernier Congrès de Physiothérapie, Dausset en a préconisé l'action pour la guérison de l'acné de la face, si rebelle à tous les autres traitements institués.

Si nous ajoutons que d'autres auteurs traitèrent une foule d'affections gynécologiques (métrites, néoplasmes, etc.), par ce même procédé, nous voyons que l'air chaud a été employé dans presque tous les cas pathologiques. Nous en avons cherché l'utilisation pour les affections oculaires dans la littérature médicale de ces dernières années et nous n'avions rien trouvé, quand, tout à fait par hasard, nous sommes tombé sur un résumé d'un compte-rendu fait à la Société française d'Ophtalmologie par M. le docteur Bourgeois, de Reims, sur une série d'ulcères de la cornée traités, ou plutôt enrayés, par des insufflations d'air chaud. Mais à côté de ce traitement, l'auteur emploie une thérapeutique si compliquée : curetage immédiat et complet du sac lacrymal, large désinfection de tout l'œil et application, après la propulsion d'air chaud, de poudres antiseptiques : iodoforme, aristol, etc., que nous nous demandons si les améliorations constatées sont dues exclusivement à l'air chaud, ou plutôt s'il ne faut pas en rapporter l'efficacité à la complexité du traitement antiseptique et chirurgical concurremment employé.

Deux auteurs cependant inventent chacun un petit appareil pour l'utilisation de la chaleur sèche sur le globe oculaire : l'appareil de Kutzinsky, composé d'un tuyau en fer-blanc, chauffé par 4 becs Bunsen et dans lequel passe un courant d'air envoyé par un ventilateur électrique, et l'appareil à main de Holländer, composé d'un tuyau court dans lequel l'air se réchauffe au contact d'une

2

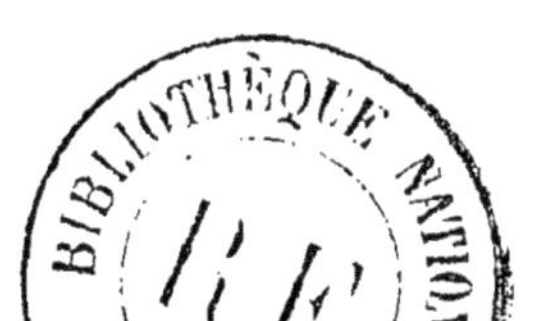

résistance électrique, mais nous n'avons trouvé aucune observation relatant les résultats qu'ils ont pu obtenir.

Bien avant eux, certains expérimentateurs avaient essayé de faire agir la chaleur sur l'œil dans un but quelconque, le plus souvent pour obtenir un effet sédatif, et tout le monde connaît les appareils en porcelaine pour bains d'yeux, que Kempe, de Dresde, accouple en forme de lunettes serrées derrière la tête à l'aide d'un lien élastique. D'autres ont fait des irrigations et des douches au moyen de petits appareils très simples. Dès 1856, Fournier (*Arch. d'Ophtalm. I*) invente un blépharostat à douche qui diffère de l'appareil ordinaire en ce que les branches sont creuses et communiquent avec de petits tubes en caoutchouc amenant un liquide aseptique chaud.

Kalt (*Arch. d'Opht. XIV*) fait construire une canule en ébonite éversé qu'on introduit entre les paupières sans danger grâce à sa forme spéciale.

Laurenço (*Journ. d'Opht. I*) invente un vaporisateur qui eut un grand succès surtout pour « le réchauffement de la cornée si utile pour la guérison de la kératite parenchymateuse ».

A peu près seul, Ostwalt (*Ann. d'oculist. CXXXIII*) pressentit l'action thérapeutique de l'air chaud exclusivement employé en ophtalmologie, et il invente un appareil très simple, le Thermaérophore pour étudier l'action très nette de ces bains d'air chaud contre les douleurs, les inflammations chroniques des paupières, de la cornée et des membranes profondes. Cet appareil consiste tout simplement en une petite boîte fixée en avant de l'œil et dans laquelle un courant d'air froid que le malade envoie lui-même à l'aide d'une poire en caoutchouc se réchauffe dans un tuyau enroulé en spirale chauffé directement par le gaz et se projette sur l'œil malade. Mais, dit- il, « nous « ne disposons pas d'un nombre suffisant de malades « pour mener à bien l'étude clinique de toutes les indi- « cations des bains d'air sec surchauffé en oculistique. « C'est pourquoi nous avons jugé bon de publier cette « note pour inviter nos confrères à essayer, eux aussi, ce « puissant facteur curatif, et nous aider à en déterminer « les indications multiples. »

Nous avons essayé et nous apportons une série d'observations très concluantes. Nous n'avons pas voulu rapporter celles publiées par le docteur Bourgeois, comme n'étant pas dûes exclusivement à l'air chaud, et nous nous sommes contenté des nôtres pour en tirer des conclusions.

CHAPITRE III.

Instrumentation et Technique employées

Pour faire nos expériences et mener à bien nos insufflations, nous nous sommes servi de l'appareil inventé et gracieusement mis à notre disposition par M. le docteur Miramond de Laroquette, médecin-major à Nancy, appareil présenté au Congrès de Physiothérapie le 3 avril 1909 et à la Société de médecine de Nancy le 12 Mai 1909. Cet appareil, très simple et peu coûteux, contrairement aux appareils électriques construits ces années dernières pour l'emploi de l'air chaud en chirurgie générale est ainsi conçu :

Il se compose d'un mouvement d'horlogerie, à ressort puissant, pouvant donner par le moyen d'engrenages de plus en plus petits, une vitesse très grande à une vis sans fin, résistante, au sommet de laquelle est fixé un petit ventilateur. Ce ventilateur, tournant très rapidement, envoie de l'air dans une sorte de cornue aplatie, en métal, dont le bout effilé correspond à une sphère de cuivre placée à l'intérieur d'une cheminée adaptée à l'appareil. Cette sphère se chauffe à volonté, soit à l'aide d'une lampe à alcool, soit à l'aide d'un bec Bunsen, de manière à avoir une flamme voulue, c'est-à-dire une température voulue et à peu près constante. Exactement sur le même diamètre de la sphère, en face du trou d'entrée de l'air, se trouve un autre orifice qui communique avec un ajutage de cuivre, extérieur, destiné à la sortie de l'air surchauffé.

On chauffe l'appareil quelques minutes et lorsque la sphère de cuivre présente une chaleur suffisante, on remonte le mouvement d'horlogerie : l'air projeté avec force par le ventilateur vient se réchauffer dans la sphère et en ressort violemment, porté à une température que l'on peut facilement évaluer et même régler.

Comme on le voit, l'appareil est très simple. On pourrait s'en servir tel quel, et projeter l'air qui en sort dans l'œil directement placé en face de l'ajutage extérieur. Mais l'appareil étant très chaud au bout de quelques minutes, le malade ne pourrait supporter le rayonnement intense de la sphère de cuivre et de la cheminée ; aussi l'auteur a-t-il construit un tuyau qui s'ajuste exactement sur la tubulure extérieure dont nous avons parlé. Ce tuyau, en fer spirale très flexible, est entouré d'amiante et de drap, de manière à conserver l'air le plus chaud possible jusqu'à son extrémité, elle-même garnie d'un ajutage sur lequel on pourra placer des canules de grosseurs différentes.

A l'aide de points de repère faciles, c'est-à-dire en chauffant toujours la sphère avec le même bec de gaz toujours ouvert de la même quantité ou avec la même lampe à alcool, en plaçant la source de chaleur toujours à la même distance sous la sphère de cuivre ou en l'élevant toujours de la même quantité, il est facile de savoir, d'une manière suffisamment exacte, la température de l'air qui sort de l'appareil. Pour cela, il suffit de projeter directement le courant d'air surchauffé sur un thermomètre à un réservoir assez gros, placé à une distance de 4 ou 6 centimètres, distances idéales pour l'œil du malade.

Nous avons surtout choisi la distance de 4 centimètres, qui d'après nous est la plus favorable, car à cette distance le courant d'air, sur l'action thérapeutique duquel nous avons à compter, est assez violent. Après plusieurs essais, nous avons constaté que ce courant d'air chaud, pour agir de façon favorable, devait arriver sur la cornée, c'est-à-dire à 4 centimètres du tuyau, à une température de 65 à 70 degrés centigrades. Chez certains sujets à cornée peu sensible, totalement suppurée, où nous voulions obtenir surtout une action détersive, nous avons monté la température jusqu'à 80, 82 degrés, et cela sans plainte de la part des malades.

Si l'effet que nous voulons obtenir est surtout un effet calorifique ou si nous voulons un effet sur une assez grande surface, nous exposons le malade directement devant le tuyau, à 4 centimètres de l'orifice de sortie de l'air. Si, au contraire, nous voulons un courant d'air un peu plus fort, ou une action de l'air chaud sur une surface plus restreinte de la cornée, nous plaçons une canule à l'extrémité du tuyau d'arrivée. A cet effet, nous avons fait construire trois canules de diamètres différents : une de 8 millimètres de diamètre, une de 5 et une de 2^{mm} 5. Ces canules sont en cuivre ou en étain, régulièrement coniques, de manière à ne faire subir aucune modification, à ne présenter aucun obstacle au courant d'air chaud.

L'appareil chauffé et en mouvement, nous le plaçons sur une table avec un support près de l'extrémité du tuyau qui amène l'air. Nous élevons plus ou moins ce tuyau, de manière à ce que le courant chaud arrive directement, normalement dans l'œil du malade que nous faisons asseoir près de la table.

Les séances, au début assez fatigantes, énervantes plutôt pour l'opéré, durent six à sept minutes et sont répétées deux fois par jour, à 9 heures du matin et 5 heures du soir. Nous avions pensé à rendre ces insufflations moins douloureuses en mettant dans l'œil à traiter quelques gouttes de collyre au chlorhydrate de cocaïne ; mais nous ne l'avons jamais fait et nous le déconseillons pour une double raison : d'abord parce que la cocaïne ramollit la cornée et empêcherait ainsi la vibration des lames cornéennes qui, croyons-nous, agit en excitant l'activité cellulaire ; ensuite parce que le malade n'aurait plus la perception de la température idéale à laquelle il doit se soumettre et à laquelle il s'habitue, et que, dans ces conditions, sa tête se rapprochant plus près de la canule, un courant d'air plus chaud pourrait amener des désordres, peut-être même une cautérisation des cellules épithéliales de la cornée.

Nous avons essayé, pour éviter notre propre fatigue, d'ouvrir les yeux des malades à l'aide du blépharostat, mais ceux-ci, atteints presque tous d'une photophobie assez violente, ont un blépharospasme plus ou moins intense qui gêne l'introduction de l'écarteur. On pourrait, croyons-nous, arriver à un résultat tout autre que celui que l'on désire, car le malade présentant une certaine résistance, l'opérateur pourrait projeter le blépharostat sur l'ulcération, c'est-à-dire produire une plaie encore plus étendue et plus grave, ou détruire le processus de cicatrisation déjà commencé.

Le malade étant assis devant l'appareil, nous nous plaçons par conséquent debout, à sa droite, et, souvent avec une certaine difficulté, nous lui ouvrons l'œil avec deux doigts, notre main gauche appliquée sur sa tête, notre main droite sur sa joue et nous restons ainsi pendant les six à sept minutes que dure l'insufflation. Pour éviter le glissement des paupières qui se produit par suite d'une assez abondante secrétion des larmes et par la secrétion sudorale due à l'hyperhémie produite par l'air chaud, nous garnissons nos deux doigts d'un petit tampon de ouate hydrophile qui, absorbant la sueur et les larmes, empêche le glissement, et par conséquent la fermeture de l'œil.

Avant l'opération, nous faisons dans l'œil à traiter une large irrigation de la cornée et des culs-de-sac conjonctivaux avec une solution de cyanure de mercure au 1/1000e. Quelques minutes après l'insufflation, nous mettons, s'il y a lieu, quelques gouttes du collyre indiqué par la complication qui existe et nous fermons l'œil ainsi traité par un pansement aseptique de coton hydrophile collodionné.

Nous avons pensé que ce traitement pur devait être seul institué, c'est-à-dire que nous ne devions mettre ni poudre, ni pommade antiseptiques dans l'œil traité, si nous voulions étudier convenablement l'action thérapeutique de l'air chaud. Nous avons, avec ces seules insufflations, obtenu des résultats dont nous parlerons plus loin : cependant, chez deux sujets à suppuration totale de la cornée, nous avons également placé un peu de xéroforme, de manière à essayer les chances des deux traitements combinés.

Telles ont été notre instrumentation et notre manière d'opérer. L'appareil marchant 20 minutes sans qu'on le touche en aucune façon, nous avons pu faire nos insufflations d'une manière régulière et continue, et arriver ainsi à de très heureuses conclusions.

CHAPITRE IV.

Action thérapeutique de la douche d'air chaud

Depuis bien longtemps déjà, on connaît l'action bienfaisante de la chaleur. Hippocrate — aphorisme 22 — écrivait : « La chaleur amortit la douleur, calme les « frissons, les spasmes, les tétanos ; elle est particuliè- « rement utile dans les fractures des os, dans les plaies « de la tête et pour le siège, les parties génitales, l'uté- « rus et la vessie. » Depuis, la plupart des physiologistes ont entrepris des recherches sur l'action de la chaleur sur l'organisme, et grâce à leurs travaux, nous savons maintenant qu'elle agit :

a) Sur les muscles en les faisant se contracter plus facilement, en en augmentant l'excitabilité.

b) Sur les nerfs moteurs en les paralysant. Cl. Bernard prend un arrière-train de grenouille avec les nerfs moteurs intacts. Il plonge ces nerfs et une patte dans de l'eau salée chaude et il excite les deux nerfs par un courant : seule se contracte la patte restée au dehors.

c) Sur les nerfs sensitifs en les anesthésiant plus ou moins complètement.

d) Sur les centres nerveux en accélérant la respiration et en ralentissant le cœur.

e) Sur les nerfs sudoripares et vaso-moteurs cutanés qui paralysent la tonicité vasculaire et amènent une sudation prononcée et une vasodilatation énergique.

f) Sur le sang en en exaltant la propriété de consommer lui-même son oxygène et de donner de l'acide carbonique, c'est-à-dire en en augmentant les propriétés oxydantes.

La douche d'air chaud locale, que nous avons employée, est un procédé excessivement complexe, encore incomplètement étudié : de nos expériences, nous croyons pouvoir conclure aux faits suivants.

L'agent principal de cette douche est, sans contredit, la **chaleur,** la température de l'air mis au contact des tissus, température que l'on peut faire varier à l'infini depuis la simple rougeur avec hyperhémie jusqu'à l'action destructive, la carbonisation. La plupart du temps, l'opérateur ne désire pas obtenir cette dernière action par trop intense : il veut tout simplement une très forte hyperhémie active. Le bain ou la douche d'air chaud déterminent un appel de sang assez considérable au niveau des régions où on les applique, et cette congestion intense est dûe à une circulation plus rapide du sang artériel. D'après Bier, c'est là une réaction de défense de l'organisme contre l'élévation exagérée de la température : le sang, en circulant d'une manière plus active, agirait comme un véritable courant froid. (*Congrès de Chirurgie, sept.* 1905.)

L'hyperhémie obtenue est une hyperhémie active ; mais elle se combinera à une hyperhémie passive si l'action de la chaleur se prolonge : le sang s'accumulera par suite de l'atonie des parois vasculaires, et il se produira de la stase, favorisant la nutrition des tissus.

Cette hyperhémie sur l'action prédominante de laquelle nous comptons, se produit dans nos insufflations d'une manière très nette et cela, dès le commencement de l'opération. Chez tous nos malades, en effet, nous constatons une abondante sécrétion lacrymale qui se produit aussitôt après l'arrivée du courant d'air, hypersecrétion due, sans aucun doute, à la vasodilatation des vaisseaux palpébraux. Les conjonctives prennent une coloration rouge vif, surtout la conjonctive bulbaire plus directement exposée à l'action thermique. Mais cette vasodilatation, qui existe chez tous les malades soumis au traitement, est plus ou moins active selon les sujets : chez les uns, elle dure tout le temps de l'expérience, aussi abondante pendant les six à sept minutes de l'insufflation ; chez les autres, au contraire, elle se ralentit à la fin.

Cette hyperhémie active se manifeste encore chez nos malades d'une façon très curieuse. Dans les vieilles ulcérations chroniques, souvent si rebelles aux traitements institués d'ordinaire, on soupçonne une vascularisation souvent très peu apparente. Pendant l'insufflation on aperçoit la plupart du temps, tantôt un petit pinceau de vaisseaux, tantôt même une simple ligne rouge très fine, communiquant avec les vaisseaux de la conjonctive que l'on voit plus gros, plus sinueux pendant la douche. Cette hyperhémie active, très nette, dure un certain temps après l'opération : c'est pourquoi, dans le cas particulier, nous devons être très prudent dans l'emploi de l'adrénaline, qui, en contractant la paroi des vaisseaux conjonctivaux, annihile ou tout au moins fait obstacle à la vasodilatation obtenue par la chaleur.

Dans l'emploi de la douche d'air chaud comme traitement du lupus, des nœvi, des cancers superficiels et de la gangrène diabétique, certains auteurs ont recherché l'action destructive par la brûlure, et même la carbonisation par un courant d'air surchauffé jusque 300 et même 500 degrés. C'est là, d'ailleurs, un procédé analogue à la thermocautérisation ou à la fulguration dans les cas des cancers, fulguration dans laquelle l'action thermique joue, comme on sait, un rôle considérable. Mais cette carbonisation, très douloureuse et nécessitant l'anesthésie pourrait, à notre avis, être remplacée avec autant de succès par une douche d'air chaud à température moyenne, répétée tous les jours ou deux fois par jour, si cela est possible.

Une seconde action très importante de l'air chaud est la disparition de la douleur, l'**anesthésie** souvent profonde de la région exposée à la chaleur. Cette anesthésie très nette peut être mise en lumière par une expérience très simple de Cl. Bernard : si l'on prend une grenouille par les deux pattes de derrière et qu'on la tienne dans la main pendant assez longtemps, de manière à l'échauffer d'une façon sensible, on constate qu'elle ne réagit plus, si on lui pique les deux pattes ainsi chauffées. Cette anesthésie produite par la chaleur est connue de longue date : nous savons que les empiriques appliquent des cataplasmes très chauds sur la plupart des douleurs et en obtiennent des résultats très satisfaisants ; la médecine actuelle elle-même ne dédaigne pas cette ressource, et nombreux sont les cas où les praticiens ordonnent des cataplasmes ou mieux des compresses chaudes dans le seul but d'agir sur l'élément douleur. En thérapeutique oculaire surtout, on est souvent conduit à ordonner des compresses chaudes dans le but de faire bénéficier le malade d'un repos plus ou moins durable.

Nos douches d'air chaud procurent au patient une sédation très nette, non seulement de la douleur ciliaire ou frontale, mais aussi de la douleur de l'ulcération elle-même. Si, en effet, nous faisons rouler le bord de la paupière inférieure sur la plaie cornéenne avant l'insufflation, le malade réagit, recule ou grimace, alors qu'après les six minutes de traitement, il affirme ne plus avoir la perception du contact. D'ailleurs, dans les autres affections pathologiques traitées par l'air chaud, arthrites rhumatismales ou gonococciques aiguës par exemple, les expérimentateurs ont été frappés eux aussi de ce fait : dès la première séance, le malade était soulagé et quelques jours après, il ne souffrait plus du tout.

A ces deux actions de la douche d'air chaud s'en ajoute une troisième : c'est une action de **résorption**, réelle et très importante. Les épanchements articulaires, les œdèmes diminuent très rapidement, sitôt l'institution du traitement ; dans les hémarthoses et hydarthoses du genou, par exemple, dès le lendemain de la première séance, la tension diminue, et il suffit de cinq à six séances pour sécher complètement l'articulation. Dans nos expériences — nos observations le démontrent d'ailleurs amplement — nous avons été frappés de cette action de résorption. Très souvent, en effet, l'ulcération se complique d'une infiltration de la cornée plus ou moins abondante, quelquefois même à peine visible. Si nous prenons l'acuité visuelle du malade, nous voyons que très souvent, elle est inférieure à 1/10e : le malade, à 5 mètres, ne peut pas lire la plus grosse lettre du tableau d'épreuve, quelquefois même, il n'aperçoit pas une tache noire sur fond blanc à la place de cette lettre. Aussitôt après l'insufflation, on est tout étonné de le voir, à la même distance, lire les trois ou quatre premières lignes du même tableau, c'est-à-dire avoir une acuité visuelle égale à 1/5 ou 1/4. Il est évident que cette amélioration subite ne s'explique pas par un mieux sensible de l'ulcération — la meilleure preuve, c'est la non persistance de ce mieux immédiat — mais que la véritable cause en est la diminution notable, sinon la disparition totale passagère de l'infiltration cornéenne. Nous disons disparition passagère car, en effet, cette infiltration réapparaît presque constamment, mais en moins grande quantité à chaque fois qui suit une séance, ce qui, à la longue, amène sa guérison complète.

De même, le chémosis séreux plus ou moins intense qui accompagne certains ulcères, et qui peut même être assez considérable pour gêner le malade, qui sent constamment « quelque chose rouler dans son œil », de même, disons-nous, ce chémosis disparaît assez rapidement à la suite des insufflations.

Comment se fait cette résorption des éléments morbides ? On a beaucoup discuté et cherché : il semble aujourd'hui admis que les éléments liquides sont absorbés par l'appareil vasculaire et les aliments solides par l'appareil lymphatique. De nombreuses expériences démontrant cette accélération notable de la résorption ont été faites par Orlow, Starling, Klapp, etc. Ce dernier injecte du sucre de lait dans la patte postérieure d'un chien ; il plonge ensuite le membre dans un appareil à air chaud et note que la résorption du liquide injecté s'effectue beaucoup plus vite que normalement (Devèze. *Th. Montpellier*, 1906).

Une quatrième action, très importante elle aussi, de la douche d'air chaud, est l'action du courant d'air sous pression qui balaye avec force et dessèche les tissus superficiels. Il est possible que, par ce procédé, il se produise une oxydation assez marquée des tissus et qu'il y ait **stérilisation** par le contact direct de l'air sous pression sur les microorganismes des plaies. Il est d'ailleurs à noter que le traitement par la douche possède une action bien supérieure à celle du simple bain d'air chaud dans le traitement des ulcères, des plaies et des gangrènes. C'est qu'en effet dans les boites à air chaud destinées à un traitement local quelconque, malgré tous les dispositifs de ventilation employés, les tissus restent toujours humides et plus ou moins imprégnés par la sueur et les humeurs dont l'évaporation ne se fait que très lentement. Sous la douche d'air chaud, au contraire, qui balaye les tissus avec force et pénètre dans les interstices des plaies et des ulcérations, la dessication est extrêmement rapide et provoque à la surface des parties traitées la formation d'une croûte sèche ou seulement d'un vernis aseptique et de bon aspect.

Le principal avantage de cette dessication est de se surajouter à l'action thermique pour stériliser les tissus et arrêter les processus infectieux, et l'on sait que précisément, dans les gangrènes diabétiques (Ricard, *Société de Chirurgie*), le premier but à atteindre est de transformer la gangrène humide en gangrène sèche, infiniment moins redoutable. Les expérimentateurs ont d'ailleurs noté que le vernis ainsi déposé à la surface des plaies devait être respecté — le plus possible par la suppression de tout pansement irritant — qu'il se maintenait et activait ainsi la marche de la circulation.

On a beaucoup discuté sur la nature du rôle bactéricide de l'air chaud. D'après Nœtzel, c'est l'exsudat qui, renfermant de nombreux leucocytes, aurait une valeur antimicrobienne supérieure à celle du sérum sanguin.

Hambürger pense que cette action antimicrobienne du sang est augmentée parce qu'il est surchargé d'acide carbonique. (*Virchow's Archiv. CLVI*).

Pour Büchner, le sérum sanguin contient des alexines douées de propriétés protéolytiques à l'égard des bactéries : il doit donc jouer un rôle important dans les processus infectieux, grâce à ces ferments qui sont contenus en nombre considérable dans les leucocytes et le sérum du sang. (*Congrès de Münich, sep.* 1899).

Enfin Richter pense que seule agit l'hyperhémie qui, n'étant qu'un léger degré d'inflammation, agirait en provoquant une diapédèse abondante de leucocytes, partant une phagocytose beaucoup plus active.

Dans la douche d'air chaud sur la cornée, il est impossible d'obtenir, d'une façon persistante, cette dessication dont nous venons de parler. Continuellement, en effet, la secrétion lacrymale exagérée par l'hyperhémie, vient balayer la surface de la membrane. Dans certains cas, cependant, lorsque cette hypersecrétion était très faible, ou lorsqu'elle était ralentie à la fin de l'insufflation, nous avons obtenu cette action toute particulière de la douche chaude. La cornée était presque complètement desséchée, sans aucune apparence de flétrissure, et sur les ulcérations elles-mêmes, surtout sur celles étendues, peu profondes, les exulcérations en un mot, nous avons pu observer ce vernis aseptique et de bon aspect que l'on observe sur toutes les autres plaies traitées de cette façon. Ce vernis protecteur avait-il une influence favorable et durable ? Nous le croyons et nous estimons même que c'est grâce à lui que nous avons pu obtenir de très jolis succès dans certains cas depuis longtemps soumis à toutes sortes de traitements sans résultat appréciable.

Dans d'autres cas, nous avons pu voir ce rôle bactéricide étonnant du courant d'air chaud. Dès la seconde insufflation, entre autres dans notre observation III, nous avons vu qu'une ulcération de mauvais aspect, assez profonde, à bords frangés et irréguliers, à fond blanchâtre, avait changé brusquement de forme et était devenue à bords régulièrement excavés : les anfractuosités devenues aseptiques se sont comblées rapidement, et cela nous a permis de renvoyer la malade chez elle après un temps très court de traitement.

Mais, nous le répétons, cette dessication n'est visible que dans certains cas très favorables : dans les autres il se produit, par moments, une dessication toute passagère et bien vite détruite par la secrétion lacrymale : peut-être le vernis aseptique a-t-il le temps de se produire pendant ces intervalles très courts, mais nous ne l'affirmerons pas, ne l'ayant pas constaté *de visu*.

Enfin, outre ces quatre actions déjà importantes, notre douche d'air chaud agit encore par le courant d'air et la pression. Il serait désirable, dans la pratique, de pouvoir mesurer exactement cette pression et de dire celle qu'il est préférable d'utiliser dans les divers cas pathologiques. C'est là, malheureusement, un problème difficile : à cette connaissance exacte de la pression, on supplée par l'habitude et le doigté d'ailleurs facile à acquérir. D'une manière générale, il faut se rappeler que cette pression est à peu près inversement proportionnelle au cube de la distance de l'orifice de sortie de l'air à la surface de l'œil ; elle décroît par conséquent beaucoup plus vite que la température du jet d'air. On peut apprécier cette température et cette pression assez nettement sans thermomètre ni manomètre en recevant l'air sur le dos de la main ou mieux encore dans le conduit auditif externe ; on se fait de cette façon une idée suffisamment exacte du réglage de l'appareil.

Cette pression, cette intensité du courant fait apparaître un cinquième élément qui dans la douche d'air chaud a, lui aussi, une valeur thérapeutique sur laquelle nous devons compter, nous voulons dire la **vibration** produite sur les tissus par le choc constant du courant sous pression. C'est là une action purement mécanique, une sorte de massage qui s'exerce, non seulement superficiellement, mais qui peut même se faire sentir assez profondément selon la pression de l'air employée. Ce massage, cette vibration varient, non pas seulement avec la force du courant d'air, mais aussi avec la direction perpendiculaire, oblique ou tangentielle qui lui est donnée par rapport aux tissus, ce qui permet encore de cette façon, de faire varier l'intensité d'action de la douche d'air, non pas d'une façon absolument précise, mais suffisamment exacte et qui demande tout simplement un peu d'habitude et d'habileté opératoire.

Cette vibration que l'on peut donc faire varier à l'infini rappelle, avons-nous dit, le massage manuel ou vibratoire qui produit, non seulement une vasodilatation superficielle, mais aussi une véritable excitation des propriétés vitales des tissus. Comme on a démontré que la chaleur favorise les réactions intracellulaires et active cette même activité cellulaire (en augmentant les mouvements des cils vibratiles, par exemple), nous croyons pouvoir affirmer que cette activité protoplasmique est de beaucoup augmentée sous l'influence du courant d'air chaud.

Pour la cornée, nous avons mis à profit ces différentes données. L'appareil que nous avons employé marchant d'une manière absolument régulière pendant la durée d'une insufflation, nous avons essayé quelle était la pression idéale que pouvait supporter l'œil, avec la température également idéale, assez élevée pour produire des effets satisfaisants et non destructifs, et nous avons trouvé, par tâtonnements, que la cornée devait être placée à 4 centimètres de l'orifice de sortie de l'air.

Les canules de diamètres différents que nous avons fait construire nous ont également servi à faire des insufflations suivant des directions différentes. Le plus souvent, nous avons placé l'œil directement en face de la canule, envoyant ainsi de l'air chaud normalement sur la cornée; mais dans certains cas, nous avons fait nos douches dans une direction oblique, soit que nous voulions faire pénétrer le courant dans les anfractuosités des ulcérations, soit que nous avions pour but une vibration plus sensible et plus efficace pour la cicatrisation.

Il nous a semblé que cette vibration était moins superficielle qu'on pourrait le croire et qu'elle se transmettait à tout le globe oculaire et plus spécialement à la rétine. Dans certains cas, en effet, nous avons cru remarquer qu'une insufflation à 65-70 degrés, faite avec un courant d'air beaucoup plus violent que celui employé habituellement, et cela pendant dix secondes seulement, donnait une augmentation sensible de l'acuité visuelle. Nous n'avons pas cru pouvoir expliquer cette amélioration subite par la diminution de l'infiltration qui met beaucoup plus de temps à se produire, et nous la rapportons à une action vibratoire, purement mécanique, en attendant que des recherches ultérieures nous éclairent sur ce point.

Pour produire ce courant d'air plus violent, il suffit, lorsque l'appareil est en marche, d'activer la détente du ressort en appuyant sur la manivelle dans le sens opposé à celui que l'on donne pour le remonter : le ventilateur tournant avec beaucoup plus de force, envoie l'air plus violemment dans le tuyau, qui l'amène directement sur l'œil. Nous avons employé cette augmentation de pression, mais d'une façon assez peu intense, lorsque nous avons voulu obtenir un effet plus marqué sur deux cas de suppuration totale de la cornée, pensant obtenir surtout une action détersive. Nous ne l'avons pas fait plus souvent, car il fallait, pour obtenir cette augmentation de pression, une troisième personne qui appuie sur le ressort, et nous avons souvent craint un effet trop violent sur des cornées sensibles et quelquefois en piteux état.

En résumé, **action thermique, effet analgésique, action de résorption, effet dességchant et bactéri-**

cide du courant d'air et **action mécanique** de la pression, telles sont les cinq qualités prédominantes de la douche d'air chaud. C'est à elles que nous devons rapporter les effets thérapeutiques réels de ce traitement si simple ; ce sont elles qui ont pour résultat une hyperhémie active très intense dans les tissus traités, une sédation de la douleur qui n'est pas négligeable, une résorption très importante des humeurs morbides, une stérilisation plus ou moins complète des tissus superficiels, et enfin, une excitation générale des propriétés cellulaires, particulièrement favorable à la cicatrisation des plaies.

CHAPITRE V.

OBSERVATIONS

Nous allons publier une série de 12 observations, toutes personnelles, recueillies dans le service de M. le professeur Rohmer. Nous exposerons tout simplement l'histoire clinique des malades et les appréciations telles qu'elles ont été notées au jour le jour, nous réservant quelques lignes pour formuler nos conclusions.

OBSERVATION I.

Granulations. Ulcérations multiples de toute la cornée. Guérison en 4 semaines.

Mme Eugénie B..., 38 ans, journalière.

Etant en traitement à l'hôpital de Toul pour anémie, la malade, qui travaillait dans un courant d'air, s'est senti piquée dans l'œil gauche qui devient rouge et larmoie. Pansements sans améliorations. La malade entre à l'hôpital le 16 avril.

Bien portante, la malade a l'œil gauche enflammé : la conjonctive est rouge vif. Ulcération totale de la cornée formée d'une foule d'ulcères, les uns assez gros, les autres très petits, faisant ressembler l'œil à un œil à facettes. Vascularisation sous forme de petits pinceaux de vaisseaux se rendant à quelques-unes de ces ulcérations. Infiltration totale de la cornée. Photophobie et blépharospasme assez intenses.

Depuis le 16 avril, pansements au xéroforme et adrénaline. Acuité visuelle très faible : à 5 mètres du tableau optométrique, la malade ne perçoit que des taches noires sur fond blanc.

7 Mai. — Première insufflation, suivie de picotements énervants.

8 Mai. — Mieux sensible. L'ulcération a l'air de se combler. Photophobie beaucoup moins intense.

10 Mai. — La malade se trouve mieux : elle supporte facilement la lumière du jour. La cornée s'éclaircit.

12 Mai. — Le mieux s'accroît, le dépoli de la cornée disparaît. La malade, n'ayant plus de blépharospasme, ouvre l'œil à moitié. A 5 mètres, elle aperçoit les deux premières lignes du tableau.

13 Mai. — Vascularisation diminuée : seul persiste un petit vaisseau allant à une ulcération restée plus volumineuse que les autres.

15 Mai. — La cicatrisation s'effectue lentement. La cornée redevient brillante.

17 Mai. — M. le professeur Rohmer découvre, à un examen approfondi, des granulations assez nombreuses sous la paupière supérieure, et quelques-unes à la paupière inférieure : il les enlève par grattage sous chloroforme.

18 Mai. — Œil très sensible. On suspend les insufflations.

20 Mai. — On reprend le traitement : l'opération a donné de la suppuration : fréquents lavages journaliers et suppression du pansement. Légère infiltration et photophobie.

22 Mai. — La suppuration diminue : l'infiltration cornéenne est disparue. Seule persiste l'ulcération à laquelle se rend le vaisseau signalé plus haut. Le dépoli cornéen disparaît de plus en plus.

25 Mai. — L'acuité visuelle augmente toujours : la malade lit la 3e ligne à 5 mètres.

27 Mai. — La cornée reprend son poli normal : l'ulcération se comble de plus en plus. Les plus petites, guéries, ont laissé des taies très légères, donnant l'illusion d'un très fin

dépôt blanc sur la cornée, avec taches plus blanches par endroits. L'œil s'ouvre presque normalement. L'acuité visuelle augmente encore.

2 Juin. — L'ulcération est guérie : les taies, très faibles, laissent une acuité visuelle relativement très bonne : à 5 mètres, la malade lit le tableau tout entier, moins la dernière ligne. Elle repart chez elle avec un léger ptosis.

OBSERVATION II.

Ulcération aiguë presque centrale. Chémosis. Guérison en 14 jours.

M. Sébastien M..., 54 ans, manœuvre.

Après avoir travaillé dans un courant d'air, le malade remarque, le lendemain matin, que son œil gauche est rouge et larmoie. Le docteur, appelé, l'envoie à la clinique, où l'on constate une rougeur intense de la conjonctive et un chémosis séreux assez abondant dans l'angle interne de l'œil. Sur la cornée, presque au centre, deux ulcérations arrondies, de 2 millimètres de diamètre environ, réunies tangentiellement. Légère infiltration. Douleurs frontales assez vives, acuité visuelle inférieure à 1/10. Blapharospasme et photophobie intenses.

17 Mai. — Première insufflation, suivie de picotements qui durent deux heures.

19 Mai. — Le chémosis a diminué. L'ulcération n'est déjà plus visible qu'à jour frisant. Douleurs et infiltration considérablement diminuées.

21 Mai. — Infiltration totalement disparue. L'œil s'ouvre facilement : la lumière n'est plus agaçante.

26 Mai. — Le mieux persiste ; le chémosis est de moins en moins accentué : l'ulcération se comble et elle est moins douloureuse. L'acuité visuelle augmente légèrement.

27 Mai. — On ne peut plus reconnaître la forme de l'ulcération qui se comble de plus en plus. Le chémosis disparaît lentement.

29 Mai. — Mieux persistant. A 5 mètres, le malade lit la deuxième ligne du tableau.

31 Mai. — Chémosis totalement disparu. Le malade essaie de lire la troisième ligne.

1er Juin. — Conjonctive absolument normale. Le malade lit la quatrième ligne et il quitte l'hôpital avec une taie très légère.

OBSERVATION III.

Ulcération aiguë centrale. Guérison en 7 jours.

Mme Marie V..., 37 ans, vigneronne.

La malade remarque le 12 Mai, à son réveil, que son œil gauche est rouge et larmoie abondamment. Elle se lave à l'eau boriquée et entre à la clinique le 18 Mai. On constate un ulcère central de 4 à 5 millimètres de diamètre, avec hypopion. On essaie la sérothérapie antidiphtérique : deux injections de 10 c.c. le 19 et le 21. L'hypopion disparaît seul. Infiltration partant de l'ulcère et allant, en secteur, sur le pôle inférieur de la cornée où elle a, à sa base, 12 millimètres de largeur.

Photophobie assez intense.

28 Mai. — Première insufflation.

29 Mai. — Changement subit. L'ulcération, aux bords frangés, irréguliers, à fond blanchâtre, a meilleure mine : la malade lit la troisième ligne du tableau.

31 Mai. — L'ulcère se comble : son excavation est plus régulière et la partie centrale est moins blanche. La malade lit la quatrième ligne.

1er Juin. — L'ulcération est moins visible. Photophobie complètement disparue.

3 Juin. — La plaie est totalement comblée : à sa place, léger dépoli visible obliquement. L'acuité visuelle est encore augmentée. La taie est à peu près invisible et la malade rentre chez elle.

OBSERVATION IV.

Scrofulose. Vieille taie ulcérée et vascularisée. Guérison en 9 jours

Mlle Claudine D..., 18 ans, ouvrière d'usine.

De constitution délicate, avec des bronchites interminables tous les hivers, la malade, il y a neuf ans, a vu son œil droit devenir rouge et larmoyer. Malgré des soins antiseptiques sérieux, l'affection a réapparu trois fois, et depuis quatre mois, la malade souffre de nouveau. Elle entre à la clinique le 27 Mai. On constate une taie assez étendue (6mm × 4) sur le pôle inférieur de la cornée, empiétant légèrement sur le centre, et légèrement exulcérée. Un petit pinceau de vaisseaux part du côté nasal de la conjonctive et se rend à l'ulcère.

Photophobie et blépharospasme très nets. Acuité visuelle très faible : à 3 mètres seulement, la malade lit la grosse lettre du tableau.

1er Juin. — Première insufflation. Abondante hypersécrétion lacrymale.

2 Juin. — La photophobie est moins accentuée.

3 Juin. — La cicatrisation commence. Œil moins rouge. La malade lit la deuxième ligne à 5 mètres.

4 Juin. — La vascularisation de la taie est de moins en moins accentuée. L'ulcération de la taie n'est plus visible.

6 Juin. — A 5 mètres, la malade lit la troisième ligne. Conjonctive beaucoup moins rouge.

8 Juin. — La taie est complètement cicatrisée, la photophobie complètement disparue. La malade lit la quatrième ligne. Elle demande à rentrer chez elle.

OBSERVATION V.

Ulcération ayant vite évolué, encore vascularisée. Guérison en 11 jours.

M. Xavier N..., 33 ans, cultivateur.

Travaillant dans un courant d'air, le malade s'est senti piqué dans l'œil, il y a quinze jours, et cet œil est devenu rouge, larmoyant beaucoup et l'empêchant de dormir. Il entre à la clinique le 28 Mai. On constate une taie ulcérée, en forme de croissant ($8^{mm} \times 3$), occupant les 2/3 inférieurs de la cornée et obstruant la bonne moitié de la pupille. Conjonctive rouge vif, envoyant un vaisseau assez volumineux à l'ulcère. Photophobie intense. Infiltration cornéenne notable.

Acuité visuelle très faible : pour apercevoir la grosse lettre du tableau, le malade doit s'avancer à 1^{m} 50. Douleurs frontales violentes.

2 Juin. — Première insufflation assez douloureuse.

3 Juin. — Le malade se trouve mieux. Photophobie moins intense. Acuité visuelle augmentée. Les douleurs frontales sont moins vives.

4 Juin. — La cicatrisation a l'air de s'effectuer. La vascularisation de la taie est moins apparente. Infiltration et photophobie totalement disparues.

6 Juin. — Mieux persistant. La cicatrisation s'effectue très rapidement et l'ulcère est presque comblé.

8 Juin. — Vascularisation à peu près disparue. L'acuité visuelle est augmentée dans de très fortes proportions : à 5 mètres, le malade lit la deuxième ligne du tableau.

11 Juin. — Cicatrisation totale ; vascularisation complètement disparue ; conjonctive normale. Acuité visuelle = 1/4. Le malade quitte l'hôpital.

OBSERVATION VI.

Ulcère total de la cornée déjà ancien. Iritis. Scléro-Choroidite antérieure. Guérison en un mois et demi.

M. Léopold M..., 49 ans, commissionnaire.

Le malade a eu la grippe cet hiver : il lui est survenu, dit-il, de petites phlyctènes autour du nez et des yeux, puis un ulcère de la cornée vers la fin de février. Iritis depuis longtemps. Pansements et instillations d'atropine pendant trois mois.

Nous constatons un ulcère total de la cornée. Conjonctive très rouge. Vascularisation cornéenne dans tous les sens. Photophobie et infiltration très nettes.

14 Mai. — Première insufflation.

15 Mai. — Le malade commence à apercevoir les objets qui l'environnent.

18 Mai. — Il peut ouvrir son œil : l'infiltration disparaît, et le malade lit les deux premières lignes du tableau à 0^{m} 50.

21 Mai. — Un mieux très net se dessine : le centre de la cornée est seul ulcéré ; tout autour apparaît un cercle péricornéen poli de 1^{mm} 1/2 à 2^{mm} de largeur. La photophobie est moins nette, mais après chaque insufflation, le malade ressent des douleurs énervantes.

22 Mai. — Les douleurs persistent, assez violentes.

25 Mai. — Légère rechute : infiltration cornéenne et acuité visuelle plus faible. Le soir même, tout rentre dans l'ordre.

27 Mai. — Le cercle poli péricornéen augmente de plus en plus, faisant diminuer d'autant l'ulcération centrale.

29 Mai. — Douleurs disparues. Cornée légèrement infiltrée le matin. L'acuité visuelle n'augmente plus guère.

1er Juin. — La cornée est plus infiltrée que les jours derniers, et la conjonctive est très rouge.

3 Juin. — Le mieux continue : l'ulcération centrale diminue toujours de surface.

7 Juin. — L'œil est de moins en moins rouge : le cercle poli péricornéen s'accroît toujours. L'ulcération centrale diminue d'autant, et, maintenant, sa limite supérieure arrive à la partie supérieure de la pupille, ce qui fait que le malade

distingue beaucoup plus nettement en baissant légèrement la tête. L'iritis diminue très sensiblement.

9 JUIN. — L'ulcère central diminue toujours : il a maintenant la forme d'un ovale allongé, à grand axe horizontal, s'aplatissant de plus en plus. Le malade aperçoit plus nettement, et, à 5 mètres, il lit les trois premières lignes de l'échelle optométrique.

15 JUIN. — Le mieux progresse.

19 JUIN. — L'ulcération diminue toujours : il apparaît une très légère vascularisation du limbe scléro-cornéen inférieur, se rendant à l'ulcération.

22 JUIN. — Cette vascularisation est disparue : l'iritis est à peu près guérie. L'ulcération n'est presque plus visible, et le malade distingue plus nettement.

28 JUIN. — Le malade est guéri : la taie est à peu près invisible. Il possède une acuité visuelle = 1/3 et son iritis est guérie.

OBSERVATION VII.

Ulcère total de la cornée.
Amélioration très marquée en 6 jours.

M. Charles A..., 58 ans, manœuvre.

Jusqu'ici bien portant, le malade a reçu le 29 Mai un éclat de pierre sur l'œil gauche. Malgré un traitement immédiat, le malade doit entrer à l'hôpital le 12 Juin. On constate une ulcération très irrégulière, festonnée, peu profonde, assez vaste ($8^{mm} \times 4$), occupant le centre de la cornée gauche ; elle est entourée d'une multitude d'autres plus petites, rappelant l'aspect de l'Observation I. La conjonctive est rouge, mais assez modérément. Douleurs frontales légères. Photophobie assez accentuée. Acuité visuelle très faible : pour apercevoir la grosse lettre du tableau, le malade doit s'approcher à 1^{m} 50.

14 JUIN. — Première insufflation.

15 JUIN. — Le malade va beaucoup mieux : on voit la cornée, pendant l'insufflation, se dessécher et se couvrir d'un

vernis pellucide. Les facettes marginales sont à peine visibles. Photophobie disparue.

17 JUIN. — Mieux persistant ; l'acuité visuelle augmente dans de très fortes proportions.

19 JUIN. — L'ulcération n'est presque plus visible : le malade lit à 5 mètres les trois premières lignes. Il demande une permission pour sortir en ville et ne reparaît plus.

OBSERVATION VIII.

Vaste ulcération vascularisée déjà ancienne. Guérison en 1 mois.

M. Joseph G..., 57 ans, plombier.

Il y a six semaines, le malade travaillant dans un courant d'air, s'est senti piqué dans l'œil droit. Malgré des lavages et des compresses chaudes, l'œil ne dérougit pas, larmoie toujours, et provoque des douleurs frontales intolérables. Le malade entre à l'hôpital.

La cornée droite, infiltrée, présente un ulcère de la taille d'une grosse lentille, occupant la moitié inférieure droite de la membrane et vascularisée par un gros pinceau de vaisseaux. Blépharospasme et photophobie très intenses. Douleurs frontales très violentes. Rougeur diffuse de la conjonctive.

26 MAI. — Première insufflation.

27 MAI. — Toute la nuit, le malade a beaucoup souffert. Ce matin, il a moins mal, et son acuité visuelle qui, la veille, était presque nulle,, est augmentée ; il commence à apercevoir les objets qui l'entourent.

28 MAI. — Les douleurs frontales sont de moins en moins fortes ; l'ulcère est en voie de cicatrisation ; la photophobie est moins nette et le pinceau de vaisseaux moins marqué.

31 MAI. — L'ulcération commence à se cicatriser. Photophobie de beaucoup moins intense ; conjonctive bien moins rouge.

1er JUIN. — L'infiltration se reproduit très légèrement ; la vascularisation de l'ulcère est de moins en moins apparente. A 75 centimètres, le malade lit la troisième ligne du tableau.

2 Juin. — L'ulcère a meilleure mine : derrière lui, on commence à apercevoir l'iris. Sa vascularisation diminue encore.

5 Juin. — Mieux persistant. A 75 centimètres, le malade lit les cinq premières lignes.

9 Juin. — Les douleurs frontales n'ont pas reparu. L'acuité visuelle a augmenté de façon très sensible : à 75 centimètres, le malade lisant tout le tableau, moins la dernière ligne. L'ulcère continue à diminuer.

14 Juin. — Il s'est reproduit une légère infiltration cornéenne, disparue le soir même.

18 Juin. — Le mieux s'accentue : l'ulcération est presque complètement cicatrisée.

21 Juin. — La vascularisation de cet ulcère est à peu près complètement disparue et la cicatrisation à peu près totale. L'acuité visuelle augmente : à 75 centimètres, le malade lit le tableau tout entier, et à 5 mètres, les deux premières lignes.

28 Juin. — La vascularisation est disparue et l'ulcère complètement cicatrisé. L'acuité visuelle est encore augmentée : à 5 mètres, le malade lit les cinq premières lignes. Il quitte l'hôpital avec une taie assez peu marquée.

OBSERVATION IX.

**Cornée totalement suppurée. Perforation.
Amélioration très notable.**

M. Laurent A., 66 ans, tailleur de pierres.

Frappé par un éclat de pierre le 7 mai, le malade, après avoir essayé des lavages antiseptiques, entre à l'hôpital le 18. On constate un abcès central de la cornée, avec hypopion assez volumineux, de 3 à 4 m/m de hauteur dans la chambre antérieure. On essaie la sérothérapie antidiphtérique et l'on fait 3 injections de 10 cc. qui ne donnent aucun résultat. Evacuation de l'hypopion par paracentèse le 26 mai. Le seul traitement étant l'exanthération, nous essayons la douche d'air chaud. A ce moment, toute la cornée droite est envahie par un volumineux abcès : il ne reste qu'un petit anneau gris perle de 1 m/m ½ de largeur, autour de la membrane. Acuité visuelle=0. Photophobie et douleurs frontales intenses.

29 Mai. — Aucune amélioration.

31 Mai. — L'abcès est de coloration moins blanche. Au centre, petite vésicule de la grosseur d'une petite tête d'épingle. Est-ce une menace de perforation ?

1er Juin. — Perforation centrale laissant échapper un léger bourbillon et une petite hernie de l'iris. La conjonctive est rouge vif et les douleurs frontales très vives.

2 Juin. — Chémosis séreux assez intense au-dessus de la cornée. Le cercle gris péricornéen, actuellement violacé, s élargit vers le centre, restreignant l'abcès central. Douleurs encore plus fortes, se propageant dans la joue et les molaires supérieures droites.

4 Juin. — Douleurs moins vives. Le pus central diminue.

7 Juin. — La cornée prend une teinte grisâtre : le chémosis diminue sensiblement ; le pus central est totalement disparu et les douleurs frontales sont beaucoup moins vives.

9 Juin. — Mieux persistant : le malade a maintenant la sensation de lumière et d'ombre.

14 Juin. — Douleurs presque totalement disparues, ainsi que le chémosis. La cornée tout entière est gris pâle.

18 Juin. — Le malade aperçoit l'ombre de la main.

22 Juin. — Douleurs frontales disparues complètement : la cornée a la même teinte que les jours précédents et cependant le malade dit apercevoir et reconnaître l'ombre des doigts de la main.

28 Juin. — Nous cessons les insufflations qu'un externe de service continuera. La cornée a une coloration gris terne uniforme avec une légère tendance à s'éclaircir. Ni le pus, ni les douleurs n'ont reparu.

OBSERVATION X.

Cornée totalement supprimée. Perforation. Amélioration notable.

M. Emile L..., 53 ans, manœuvre.

Il y a quinze jours, en fendant du bois, le malade a reçu un éclat dans l'œil droit. Un médecin appelé ordonne des lavages et de l'atropine et, voyant le mal empirer, envoie le malade à la clinique. A son entrée, le 4 juin : suppuration totale de la cornée avec, du côté externe, à 2 m/m du bord, une élevure allongée, de 8 m/m de hauteur, dirigée verticalement. Toute la cornée est blanc crémeuse, sauf une très petite lunule, grisâtre, entre cette élevure, signe de perforation, et le bord externe de la cornée. Larmoiement intense et douleurs frontales très vives. Acuité visuelle=0.

4 Juin. — 1re insufflation assez douloureuse.

5 Juin. — La suppuration a l'air de s'arrêter. La cornée tend à devenir gris perle. Les douleurs sont moins vives.

7 Juin. — Mieux sensible : il apparaît un léger cercle cornéen, non suppuré, du côté nasal.

9 Juin. — La cornée commence à s'éclaircir. Le malade dit avoir la sensation de lumière et d'ombre.

11 Juin. — Les douleurs diminuent et l'œil larmoie beaucoup moins.

14 Juin. — La cornée s'éclaircit toujours, et à sa périphérie existe maintenant un anneau complet gris bleuté de 1 à 1 m/m $\frac{1}{2}$ de large. Le pus se localise du côté de la perforation.

15 Juin. — L'élevure précédemment décrite n'existe plus : à sa place, on constate une plaie linéaire, de mêmes dimensions. On aperçoit l'iris bien rétracté, et l'ouverture papillaire occupée par une masse blanchâtre bourbillonneuse. Le malade aperçoit mieux l'ombre de la main.

19 Juin. — Le mieux continue. Douleurs frontales disparues. L'œil est moins sensible.

23 Juin. — Le malade aperçoit l'ombre de petits objets (doigt, crayon, etc.).

28 Juin. — La cornée est légèrement infiltrée : la perfora-

tion existe toujours et dans le centre de l'ouverture papillaire, on aperçoit, dans la profondeur, une masse blanchâtre, purulente qui diminue de jour en jour. Le traitement a épargné au malade une exanthération fatale.

OBSERVATION XI.

Vieilles ulcérations vascularisées de toute la cornée. Guérison presque complète en 1 mois.

René H..., 11 ans.

Cet enfant raconte avoir reçu, à l'âge de 3 ans, à l'œil gauche, un coup de serviette ayant produit un ulcère de la cornée, traité pendant un an et guéri. Il y a deux mois, en jouant dans un courant d'air, il s'est senti piqué dans le même œil, qui est devenu rouge et s'est mis à larmoyer abondamment. Il entre à la clinique le 17 mai avec un assez léger hypopion que M. le professeur Rohmer évacue le 26.

Nous constatons un ulcère total de la cornée, avec une vieille taie presque centrale, totalement ulcérée. La conjonctive est rouge vif : abondamment vascularisée, elle envoie de nombreux vaisseaux vers le centre de la cornée et quelques-uns, même, traversent totalement la membrane. Acuité visuelle très faible : simplement sensation de lumière et d'ombre. Photophobie et douleurs frontales très intenses.

28 Mai. — Première insufflation très énervante pour le malade.

29 Mai. — Photophobie et douleurs moins vives.

1er Juin. — La taie ulcérée semble moins vascularisée. Photophobie encore moins nette.

2 Juin. — La cornée a meilleure mine : à 30 centimètres du tableau, le malade lit les deux premières lignes.

4 Juin. — L'œil est moins rouge : on commence à apercevoir l'iris. Acuité visuelle encore augmentée : à 30 centimètres il lit les trois premières lignes. Les douleurs frontales ne sont plus perçues.

6 Juin. — L'ulcère se cicatrise et la vascularisation dimi-

nue. On supprime le pansement et l'on ordonne des lunettes jaunes.

9 Juin. — La photophobie disparaît ainsi que la vascularisation cornéenne.

14 Juin. — L'acuité visuelle augmente encore sensiblement : à 30 centimètres, le malade lit les quatre premières lignes du tableau.

19 Juin. — Le mieux continue : l'ulcère est à peine visible. A 50 centimètres, le malade lit les quatre premières lignes du tableau optométrique.

24 Juin. — La vascularisation est de moins en moins nette : la cornée commence à s'éclaircir.

28 Juin. — Les vaisseaux cornéens ne sont plus visibles que pendant l'insufflation : la cornée est beaucoup moins infiltrée ; l'ulcération est à peine visible et le malade lit, à 50 centimètres, le tableau tout entier.

OBSERVATION XII.

Vieille taie ulcérée, accompagnée d'ulcérations multiples de toute la cornée. Amélioration très notable en 9 jours

M. Charles F..., 54 ans, cordonnier.

Il y a 25 ans, le malade a vu, sans cause apparente, son œil rougir et larmoyer abondamment : il a vu à cette époque un médecin qui lui ordonna des lavages antiseptiques. Il a guéri avec une taie du côté nasal, gênant assez fortement la vision. Il y a deux mois, il a vu ce même œil droit rougir de nouveau, et après de multiples pansements, il se décide à entrer à la clinique le 21 juin.

La taie ancienne est enflammée et vascularisée ; la conjonctive est rouge vif et la cornée tout entière est dépolie et abondamment infiltrée. Autour de la taie se trouvent une foule de plus petites ulcérations.

Photophobie très intense. Acuité visuelle inférieure à 1/10: le malade n'aperçoit pas les objets à plus de 30 centimètres.

22 Juin. — Première insufflation assez douloureuse.

23 JUIN. — Mieux immédiat : le malade aperçoit les doigts de sa main.

24 JUIN. — La photophobie est presque complètement disparue : la vascularisation moins nette. L'infiltration est de beaucoup atténuée.

25 JUIN. — Le malade aperçoit le dessin du linoléum : à 30 centimètres il lit les deux premières lignes du tableau. On aperçoit l'iris à travers la cornée qui est de moins en moins infiltrée. Le malade reconnaît les personnes voisines.

28 JUIN. — Le mieux s'accroît : la taie est moins ulcérée et la vascularisation presque totalement disparue. La photophobie est également disparue et le malade, à 30 centimètres, lit le tableau moins les deux dernières lignes. La cornée est presque éclaircie normalement.

CONCLUSIONS

I. — La douche d'air chaud qui a été, pour tous les expérimentateurs, une source de tant de succès, donne d'excellents résultats lorsqu'on l'emploie comme traitement des abcès et des ulcères de la cornée.

II. — Les malades supportent admirablement le courant d'air surchauffé à 65-70 degrés et viennent, toujours sans murmures, s'y exposer, car ils en retirent un mieux très appréciable dans l'état de la cornée dès les premiers jours du traitement, et une sédation de la douleur également marquée.

III. — L'air surchauffé donne sur les ulcérations des résultats d'autant plus rapides qu'elles sont plus aiguës, les ulcérations chroniques étant beaucoup plus longues à traiter. En tout cas, la guérison des premières est de beaucoup activée (dans certains cas, 8 à 12 jours de traitement au lieu de 6 semaines, durée normale), et nous avons guéri certaines des secondes en 3 et 4 semaines, alors qu'elles résistaient à tout traitement depuis des mois entiers.

IV. — Les insufflations d'air chaud nous ont toujours donné des leucomes cornéens assez peu apparents, gênant la vision beaucoup moins que les taies persistant après les traitements antérieurs.

DEUXIÈME PARTIE

Des Kératites parenchymateuses

CHAPITRE PREMIER

De la kératite parenchymateuse en général

Cette variété de kératite, appelée par la plupart des auteurs kératite diffuse ou interstitielle, est une affection caractérisée par une opacification diffuse, occupant des points plus ou moins nombreux de la substance propre de la cornée. Cette kératite se distingue des autres par l'absence de suppuration, la vascularisation existant sans ulcération.

Un beau jour, sans cause apparente, on voit apparaître sur la cornée une ou plusieurs taches blanchâtres, diffuses, à contours très peu nets, se confondant insensiblement avec le tissu sain de la membrane. La cornée perd son aspect poli et peut même se déformer, prenant une apparence staphylomateuse ; la plupart du temps, les taches isolées que l'on a constatées se rapprochent et se confondent, mais on peut les voir rester bien limitées et parcourir ainsi toutes les phases de leur évolution.

Dès que l'infiltration a pris un certain développement, l'irritation se transmet au pourtour de la cornée et les vaisseaux de cette région se dilatent : ils arrivent même bientôt à s'avancer jusqu'au centre. C'est là la seconde période de la kératite parenchymateuse, la période de vascularisation.

La troisième période est celle de résolution : les taches disparaissent progressivement ; l'œil perd sa teinte rouge, la vascularisation diminue et la cornée s'éclaircit.

Symptomatologie.— Dès le début de l'affection, il existe presque toujours une photophobie tellement intense que les malades, abandonnés à eux-mêmes, ont une attitude très caractéristique : ils abritent leurs yeux avec leurs mains ou baissent lamentablement la tête vers le sol, cherchant le plus possible à éviter les rayons lumineux intenses.

Notons également un larmoiement souvent très accentué qui augmente surtout vers le soir et devient plus violent encore à la période de vascularisation où il peut même arriver à occasionner de la rougeur des paupières et même des érosions sur la joue.

Enfin la vue, gênée par cette infiltration diffuse, peut être à peu près abolie, et, comme la plupart du temps, les deux yeux sont pris en même temps, le malade ne peut plus se conduire et reste des semaines entières confiné dans une chambre obscure.

Complications. — Cette kératite, due à une cause constitutionnelle, peut donner lieu à des complications :

a) De l'iris où nous observons des iritis fréquentes et des synéchies d'autant plus nombreuses et plus résistantes que souvent la cornée ne se laisse plus traverser par l'atropine.

b) De la sclérotique qui, se continuant directement avec

la cornée, s'amincit à leur jonction réciproque et prend une teinte bleuâtre ou grisâtre.

c) De la rétine où l'on a pu observer des complications relativement très rares : décollements et amauroses.

Enfin, du côté de la cornée elle-même, nous pouvons avoir de véritables déformations de la membrane, soit que l'infiltration détermine par endroits un épaississement, soit une raréfaction de parenchyme cornéen, déformations qui pourront devenir l'origine d'un astigmatisme très accusé.

Etiologie. — Cette affection est surtout propre au jeune âge : la scrofule et la syphilis héréditaire, plus rarement la syphilis acquise en sont les causes constitutionnelles. Comme elle est le résultat de troubles trophiques cornéens sous la dépendance de cette membrane, la plupart des auteurs, Fournier et Hutchinson entre autres, pensent qu'il y a relation entre cette affection et la dentition qui jouerait un rôle énorme dans son développement — au moment de la seconde et de la troisième apparition des dents — chez les personnes nerveuses, scrofuleuses, lymphatiques ou affaiblies par une tare héréditaire. Cette kératite serait le résultat d'une irritation prolongée des nerfs trophiques cornéens par les nerfs dentaires supérieurs. (*Opht. hosp. Reports I et II.*)

A côté de ces causes constitutionnelles, citons également quelques causes excitantes : le froid, l'humidité, les traumatismes et les blessures de l'œil.

Durée et Pronostic. — Cette kératite parenchymateuse est une affection relativement bénigne, mais très longue;

sans complication, elle peut durer quatre à six mois. Il peut arriver qu'un œil se prenant quelques mois après le premier, la durée du traitement soit plus longue encore.

Traitement. — Comme ici la maladie est de cause diathésique générale, la première indication est, tout en ne négligeant pas le traitement local, d'améliorer la santé générale du malade, d'augmenter ses forces, son appétit et de relever son moral : on sera également prêt à combattre énergiquement toute complication.

On prescrira donc le grand air, des promenades de deux à trois heures avec des lunettes foncées. Comme régime, on donnera des toniques et des fortifiants avec des préparations ferrugineuses et iodées, auxquelles on pourra adjoindre des eaux minérales contenant arsenic, brome, iode, etc. (On a beaucoup recommandé l'eau de Saint-Nectaire à l'intérieur, et sous forme de douches oculaires.) Enfin, si l'on soupçonne la syphilis héréditaire ou acquise, on instituera un traitement antispécifique énergique.

Comme traitement local, la première indication sera le collyre au sulfate d'atropine, à la dose de deux à six gouttes par jour que l'on augmentera si l'on craint une iritis. Si l'inflammation intense provoque des douleurs vives et persistantes, on fera, au pourtour des yeux, des frictions avec une pommade morphinée.

Depuis longtemps déjà, on connaissait l'influence de la chaleur sur la kératite intestitielle, et l'on faisait des douches de vapeur d'eau chaude au moyen du vaporisateur de Lourenço : on faisait ces douches une ou deux fois par jour, chaque séance durant 15, 20 et même

30 minutes. Les expérimentateurs avaient pour but de produire une vascularisation plus intense de la cornée, en un mot de précipiter la seconde période de l'affection.

On pourra également recourir aux massages avec la pommade à l'oxyde jaune de mercure.

Lagrange et Morax ont obtenu d'excellents résultats dans l'emploi de l'injection sous-conjonctivale de quelques gouttes de sublimé à 1 poür 3.000, répétée trois à quatre fois à quatre jours d'intervalle. (*Encyclop. franç. d'Opht. art.* Cornée).

Galezowski a préconisé l'iridectomie comme traitement de cette kératite diffuse et Mitwalsky a obtenu des guérisons par l'application locale de pommade grise. (*Centralbl. f. pr. Aug.* 1892.)

Si cette kératite est d'origine bacillaire certaine, sans lésions pulmonaires, Zimmermann propose l'emploi, mais d'une façon très prudente, de la tuberculine TO ou TR de Koch, soit en injections sous-cutanées, soit en instillant, dans le sac conjonctival, à quatre ou cinq jours de distance, une goutte, toutes les cinq minutes pendant une heure, d'une solution à 1/100. (*Soc. franç. d'Opht.* 1898.)

Quoiqu'il en soit de tous ces traitements -- nous n'oublierons pas les injections sous-conjonctivales d'air stérilisé préconisé par certains auteurs — nous avons fait pour nos essais une thérapeutique générale (une piqûre d'huile grise tous les huit jours, sauf dans un cas où M. le professeur Rohmer injectait lui-même un centigramme de biiodure de mercure et faisait prendre dix gouttes de teinture d'iode matin et soir à sa malade), et une insufflation d'air chaud, durant 5 minutes, deux fois par jour, pour les cas de kératites dues nettement à une origine hérédo-spécifique. Dans notre autre cas (observation IV) où cette kératite intestitielle était de cause nettement scrofuleuse, nous n'avons employé qu'une séance par jour de douche d'air chaud, et nous verrons plus loin que dans tous les cas, nous avons obtenu des résultats toujours rapides et très satisfaisants.

CHAPITRE II.

OBSERVATIONS ET CONCLUSIONS

Pour la kératite parenchymateuse, quelle va être l'action de notre traitement ? Nous n'en dirons que quelques mots, nous étant suffisamment étendu dans la première partie de ce travail sur l'action physiologique et la valeur thérapeutique de la douche d'air chaud.

Tout d'abord, nous devons compter sur la chaleur qui amène une hyperhémie active notable. Depuis longtemps les auteurs écrivaient que le premier devoir du médecin traitant était de « réchauffer la cornée », à l'effet d'activer la circulation péricornéenne et par conséquent les échanges intracellulaires de la membrane, et pour cela, ils avaient ordonné des compresses chaudes et le vaporisateur de Lourenço. Avec notre douche d'air chaud, nous produisons, nous aussi, cette hyperhémie active si heureuse. Au stade de vascularisation, la turgescence des vaisseaux conjonctivaux est peu visible, mais sitôt que commence la troisième période de l'affection, nous produisons une rougeur passagère diffuse, plus ou moins intense de la conjonctive, amenant dans la cornée du sang en plus grande quantité.

Il y a ici également une action de résorption très nette, et c'est surtout dans le traitement de cette kératite que nous avons pu observer les variations subites de l'acuité visuelle. Presque tous les malades traités ont présenté, sitôt l'insufflation, une diminution notable de l'infiltration se traduisant par une amélioration étonnante de la perception des objets. L'un d'eux, entre autres, avant de présenter un mieux très accentué, était étonné après chaque séance de distinguer parfaitement dans la salle de menus objets que, jusqu'ici, il n'avait pu remarquer.

Enfin, une troisième et dernière action de la douche d'air chaud est la vibration mécanique qui, ici encore, augmente l'activité des mouvements cellulaires dans un sens favorable au retour normal des échanges protoplasmiques. Nous n'avons pas cru ici devoir faire nos insufflations dans des directions différentes, et toujours nous avons envoyé le courant d'air normalement sur la cornée malade.

Nous allons maintenant publier les observations des cas par nous traités, mentionnant simplement, comme pour les abcès et ulcères de la cornée, nos impressions notées au jour le jour, nous réservant quelques lignes pour tirer nos conclusions.

OBSERVATION I.

Mlle Jeanne R..., 17 ans.

Pas de maladies antérieures. Elle est la dernière de cinq enfants (deux frères et deux sœurs bien portants). La mère aurait fait une fausse couche avant la naissance de la malade.

Il y a quinze jours, elle aurait ressenti dans l'œil gauche une sensation de gravier et le lendemain elle a remarqué une rougeur généralisée intense et un léger trouble cornéen. La malade se présente huit jours après : on constate un trouble léger, uniforme, partant du haut et s'étendant sur la moitié supérieure de la cornée, le limbe scléro-cornéen supérieur étant assez légèrement vascularisé. Rien du côté de l'iris.

La malade a bonne mine : assez grasse ; cheveux bruns ; peau mate, un peu transparente. Ses dents sont légèrement crénélées, avec un liseré blanchâtre. Elle entre le 5 juin à la Pension Bonsecours, où M. le professeur Rohmer fait tous les deux jours une injection de biiodure de mercure et lui administre X gouttes de teinture d'iode matin et soir.

Acuité visuelle assez faible : à 3 mètres du tableau, la malade lit la grosse lettre du tableau seulement. Elle compte les doigts de la main à 60 centimètres.

7 Juin. — Première insufflation.

8 Juin. — Aucun changement appréciable.

10 Juin. — La cornée a l'air de s'éclaicir, l'acuité visuelle augmente sensiblement ; la conjonctive bulbaire présente une intense vascularisation.

11 Juin. — On instille, par erreur, deux gouttes de biiodure dans l'œil au lieu d'atropine ; l'œil, fortement enflammé, ne peut supporter la douche.

14 Juin. — On reprend le traitement : la conjonctive est très vascularisée et la cornée moins infiltrée : la malade compte les doigts à un mètre.

15 Juin. — La cornée est totalement, mais très légèrement infiltrée, et cette infiltration diminue légèrement dans la soirée.

19 Juin. — La conjonctive est moins vascularisée.

23 Juin. — L'infiltration diminue très sensiblement surtout du côté nasal : la malade compte les doigts à 1 mètre 50.

26 Juin. — La malade quitte la pension Bonsecours : la conjonctive est très légèrement vascularisée et la cornée très peu infiltrée. L'acuité visuelle a encore augmenté très notablement.

OBSERVATION II.

M. Adrien L..., 18 ans, maçon.

Pas de maladies antérieures ; deux frères et deux sœurs bien portants.

Il y a trois mois, léger picotement dans l'œil droit avec rougeur intense et léger voile cornéen. Quinze jours après, l'œil gauche se prend de la même façon. Le malade entre à la clinique le 20 mars, où on lui fait une injection d'huile grise toutes les semaines.

Il a bonne mine : cheveux bruns, peau mate, dents légèrement crénelées. On constate une kératite diffuse des deux yeux : l'œil droit est totalement infiltré avec des ilots blancs foncés çà et là ; le gauche l'est moins : l'infiltration semble partir d'un point blanc situé à la partie supérieure de la cornée et elle descend jusqu'au pôle intérieur, en ménageant un léger espace relativement sain du côté nasal. Les deux yeux sont très rouges et l'acuité visuelle très faible: œil droit=0; œil gauche inférieure à 1/10 : à 15 centimètres du tableau, le malade voit à peine les taches noires des lettres. Photophobie très accentuée.

28 Mai. — Première insufflation. Le soir, après la deuxième séance, mieux très sensible : à 15 centimètres, le malade lit les trois premières lignes.

1er Juin. — Yeux moins vascularisés : l'œil gauche s'éclaircit encore : à 20 centimètres il lit les cinq premières lignes. L'œil droit, qui depuis deux jours, a la sensation d'ombre et de lumière, aperçoit la grosse lettre.

3 Juin. — L'œil droit lit la 6e ligne et l'œil gauche tâtonne pour la 2e.

La photophobie est moins intense.

5 Juin. — Les conjonctives sont de moins en moins rouges ; les cornées s'éclaircissent sensiblement.

6 Juin. — On suspend les insufflations sur l'œil droit à la suite d'un œdème de la paupière qui gêne le malade. L'œil gauche va de mieux en mieux.

9 Juin. — On reprend le traitement. L'œil gauche s'éclaircit toujours et lit la 6e ligne complètement.

15 JUIN. — La photophobie disparaît de plus en plus.

19 JUIN. — L'œil gauche, presque complètement dérougi, lit le tableau tout entier à 40 centimètres. L'œil droit s'améliore constamment.

23 JUIN. — Le malade quitte l'hôpital considérablement amélioré. L'œil gauche lit les trois premières lignes à 5 mètres, et l'œil droit, qui avait une acuité visuelle=0, les lit à 1m 50.

OBSERVATION III.

Mlle Berthe M..., 20 ans, bonne.

Il y a huit ans, brusquement, l'œil gauche est devenu rouge et la cornée s'est infiltrée. Un mois après, l'œil droit se prend à son tour. La malade ne voyant guère clair, malgré le traitement mercuriel intensif administré dès le début, nous essayons les insufflations.

La malade est très bien portante : ele est grande et grosse, ses cheveux sont noirs et ses dents assez mal plantées et nettement crénelées.

L'œil gauche est totalement infiltré, avec des îlots centraux plus blancs disséminés çà et là. Acuité visuelle inférieure à 1/10 : la malade ne reconnaît pas la grosse lettre à 5 mètres.

L'œil droit est moins infiltré et les taches plus diffuses. A 5 mètres de cet œil, la malade lit les deux premières lignes.

26 MAI. — Première insufflation très douloureuse.

28 MAI. — Aucune amélioration dans les taches cornéennes, et cependant l'acuité visuelle de l'œil droit augmente légèrement.

29 MAI. — L'œil droit lit la 3e ligne et essaie la 4e.

1er JUIN. — L'œil droit continue à s'éclaircir ; la cornée semble revêtue d'un très léger voile blanchâtre. L'œil gauche commence à s'améliorer ; il parvient, avec effort, à lire la 2e ligne de l'échelle.

6 JUIN. — L'œil gauche s'est encore éclairci à sa partie externe, et, légèrement tournée, la malade commence à lire la 3e ligne. L'œil droit s'améliore très rapidement.

10 JUIN. — La malade accuse une perception beaucoup plus

nette des objets environnants. L'œil droit continue à s'éclaircir sans augmentation de l'acuité visuelle ; celle de l'autre augmente encore légèrement.

14 Juin. — Le mieux persiste : les deux yeux sont considérablement éclaircis et l'acuité visuelle bien augmentée : l'œil droit lit la 5e ligne très nettement, et l'œil gauche la 3e.

23 Juin. — Progrès très sensibles dans l'éclaircissement des deux yeux.

28 Juin. — Lorsque nous cessons le traitement, le progrès continue. L'œil droit possède une très légère infiltration, à peine visible, siégeant au pôle inférieur de la cornée et son acuité visuelle = 1/2. L'œil gauche s'est également bien éclairci et son acuité visuelle, malgré l'infiltration totale mais moins foncée, qui persiste, est = 1/4.

OBSERVATION IV.

M. Désiré E..., 26 ans, ouvrier sur bois.

Le malade est un strumeux : étant enfant, il a eu de nombreuses adénites suppurées. A l'âge de 12 ans, abcès de l'œil gauche ayant nécessité l'énucléation. Depuis deux à trois mois, il remarque que sa vue baisse et par moment de petites taches noires dansent devant son œil droit. Malgré de fréquents lavages et des instillations d'atropine le mal empire et le malade entre à l'hôpital le 4 juin.

On constate une kératite parenchymateuse assez faible qui occupe plus spécialement la moitié supérieure de la cornée. La conjonctive présente une vascularisation assez peu intense et la cornée est légèrement déformée avec des taches blanches, assez rares, par endroits.

4 Juin. — Première insufflation, suivie de picotements et d'un larmoiement intenses.

5 Juin. — Le malade trouve un mieux très sensible. Il lit la grosse lettre du tableau à 5 mètres, alors que la veille il devait s'approcher à 3 mètres.

9 Juin. — L'œil s'éclaircit tout doucement.

14 Juin. — Le mieux persiste. L'infiltration diminue surtout

à la partie inférieure. L'acuité visuelle augmente tout doucement.

18 JUIN. — Le malade a pu lire le journal, ce qu'il n'avait pas fait depuis un mois. Les taches noires d'autrefois disparaissent sensiblement. A 5 mètres, le malade lit presque la deuxième ligne.

23 JUIN. — Les taches blanches cornéennes disparaissent, en même temps que l'infiltration de la moitié inférieure de la cornée. L'acuité visuelle augmente encore.

28 JUIN. — Le mieux notable des jours derniers s'accentue. L'infiltration supérieure s'éclaircit de plus en plus ; les îlots plus blancs sont disparus et le malade lit le journal assez facilement. Son acuité visuelle est encore de beaucoup augmentée : à 5 mètres, il lit la troisième ligne facilement et essaie la quatrième.

OBSERVATION V.

Mlle Marie G..., 18 ans, jardinière.

Le père de la malade est mort de la petite variole (?) dit-elle. Elle a un frère bien portant. Il y a quatre mois, l'œil gauche a rougi, en même temps qu'il apparaissait un nuage perpétuel devant l'œil. La malade se présente avec une infiltration de toute la partie gauche de la cornée gauche, plus abondante dans sa partie tout inférieure. Légère vascularisation de la conjonctive.

Elle est bien portante, cheveux blonds foncés et peau normale. Mais elle est atteinte de surdité des deux oreilles et d'une laryngite assez intense qu'elle rapporte à un brusque effort en chantant. Ses incisives sont très écartées et crénelées, ayant l'air de former trois lobes à peu près égaux.

Acuité visuelle très faible : à 5 mètres, la malade voit les taches noires des lettres jusqu'à la troisième ligne, et plus bas, elle ne voit plus que du blanc.

28 MAI. — Première insufflation.

1er JUIN. — On ne voit aucune amélioration sur l'œil, et cependant l'acuité visuelle augmente. A 4 mètres, la malade lit les deux premières lignes.

3 Juin. — La conjonctive est beaucoup moins rouge.

6 Juin. — La vascularisation est de plus en plus atténuée ; elle empiète légèrement sur le limbe scléro-cornéen supérieur. L'acuité visuelle augmente sensiblement.

11 Juin. — La vascularisation est encore diminuée. Aujourd'hui, à 5 mètres, la malade lit la troisième ligne.

18 Juin. — L'infiltration diminue de plus en plus, et l'acuité visuelle augmente.

23 Juin. — Mieux persistant. Il ne persiste qu'une très légère tache blanche sur le côté gauche de la cornée.

28 Juin. — Le malade suspend tout traitement, sauf l'atropine. La tache blanche des jours derniers est encore plus pâle, et l'acuité visuelle = 1/3.

OBSERVATION VI.

Mlle Germaine A..., 16 ans.

La mère de la malade est morte, elle ne sait de quoi. Une de ses sœurs est venue au monde à sept mois et est morte aussitôt après. Elle-même a toujours été chétive dans son enfance. Ele raconte n'avoir jamais bien vu clair de l'œil gauche. Il y a deux mois, cet œil est devenu brusquement rouge ; l'autre s'est pris quinze jours après de la même façon. La malade s'est aperçue que sur les cornées il y avait des taches blanches, et elle vient à la clinique le 8 juin.

La malade est chétive, ne paraissant pas son âge. Elle a des incisives écartées, mal plantées et légèrement crénelées. L'œil gauche est barré par une ligne blanche grisâtre, oblique, de un centimètre d'épaisseur environ, laissant la cornée saine en haut du côté nasal, et en bas du côté temporal sur une faible surface. L'œil droit est légèrement infiltré en bas, mais la pupille n'est obstruée qu'à sa partie tout inférieure.

10 Juin. — Première insufflation. A ce moment, l'acuité visuelle est celle-ci : œil droit, à 5 mètres, lit la troisième ligne ; œil gauche ne voit rien. La malade doit s'avancer à 15 centimètres pour voir les taches noires des lettres.

13 Juin. — L'œil droit s'éclaircit et commence à lire la quatrième ligne.

15 JUIN. — Le mieux persiste et l'œil droit lit la quatrième ligne complètement. L'œil gauche s'éclaircit très faiblement et commence à apercevoir la forme des lettres.

18 JUIN. — L'infiltration de l'œil droit diminue encore. Son acuité visuelle augmente : la malade essaie de lire la cinquième ligne. L'œil gauche, à 15 centimètres du tableau, lit la grosse lettre.

23 JUIN. — Mieux progressif.

28 JUIN. — L'œil droit est de moins en moins infiltré : à 5 mètres, il commence à lire la 6e ligne. L'œil gauche est légèrement amélioré et à 15 centimètres, il aperçoit nettement la deuxième ligne.

CONCLUSIONS

I. — Dans les Kératites parenchymateuses, quelle qu'en soit l'origine, la douche d'air chaud donne d'excellents résultats.

II. — Non douloureux, ce traitement procure au malade une amélioration immédiate très curieuse qui le frappe et l'engage à persévérer.

III. — Les résultats sont très nets et durables ; une infiltration cornéenne diminuée se traduisant par une acuité visuelle plus forte ne rétrocède jamais. Cette amélioration commence à se produire très rapidement et continue à progresser tout doucement.

IV. — En un mois de traitement, dans quelques cas, nous obtenons une disparition presque totale du voile cornéen qui devient à peu près invisible, et dans tous les cas, les objets sont perçus avec une netteté que n'osait plus espérer le malade.

BIBLIOGRAPHIE

BERNARD (Cl.). *Leçons sur la chaleur animale. Paris*, 1876.
BIER. *Hyperaemie als Heilmittel.* Traduc. franç. Paris, 1903.
— *Traitement de la tuberculose articulaire.* Cong. Bruxelles, sept. 1905.
— *Münchn. Méd. Woch.* 1900.
BOURGEOIS. *Société franc. d'Ophtalmologie.* 2 Mai 1899.
BUCHNER. *Congrès de Münich.* 22 sept. 1899.
CARVALLO. *Diction. de Physiologie.* Art. « Chaleur ».
DARIER. *Sérothérapie des ulcères infectieux.* Clin. opht. 1907, XIII, 35-38.
DEVÈZE. *Th. Montpellier.* 1906.
DIANOUX. *IXe Congrès international d'Ophtalmologie.*
FREY. *Die Heiszluftdusche und ihre Bedeutung in der Aerotherapie. Zeitschrift f. diätetisch. u. physical. Therapie* III. 8.
GALEZOWSKI. *Traité des maladies des yeux.* Passim.
— *De la syphilis oculaire héréditaire.* Ann. d'Ocul., 1895. CXIII. 59.
GILBERT. *Congrès de Médecine.* 1900.
HAMBÜRGER. *Virchow's Archiv.* liv. II., 375.
HERTEL. *Graefe-Saemisch Handbuch.* N° du 18 Mai 1909.
HOLLANDER. *Dermatolog. Zeitschrift.* 1879.
JACQUEAU. *Lyon médical*, 1907, CVIII, 285-288.
JAYLE. *Cong. de Physiothérapie.* 10 sept. 1898.
KLAPP. *Münsch. Med. Woch.* 1900. N° 23.
LERMOYEZ et MAHU. *Annales des Maladies de l'Oreille*, juillet 1900.
LICHTWITZ. *Annales des Maladies de l'Oreille, avril* 1901.

LOURENÇO. *Sur un nouveau traitement des affections oculaires au moyen d'un vaporisateur*, 1872.

MENIER. *Du traitement aérothermique*. Th. Bordeaux, 1901.

MITWALSKY. *Centralblatt. f. prakt. Aug.* 1892, p. 37.

MORAT et DOYON. *Traité de Physiologie*. Art. « Chaleur ».

MORAX. *Encyclop. franç. d'Ophtalmologie*. Passim et p. 956.

NEUMANN. *Der Talleman'sche Apparat. Berlin. Klin. Woch.* 1901.

OSTWALT. *Annales d'Oculistique* CXXXIII. p. 197.

ROBIN. *Leçons sur les humeurs normales et morbides du corps de l'homme* 1874, 2e éd.

ROURE. *Revue d'hyg. et de thérap. oculaire*. 1908 II., 66-71.

ULLMANN. *Wien. Klin. Woch*. 1901.

WEECKERS. *Scapel. Liège*, 1908-1909. LXI. 265.

WELLS. *A treatise of the diseases of the eye*, p. 102.

ZIMMERMANN. *Bulletin et Mémoires de la Soc. franç. d'Ophtalm*. 1898. Vol. XVI., p. 77.

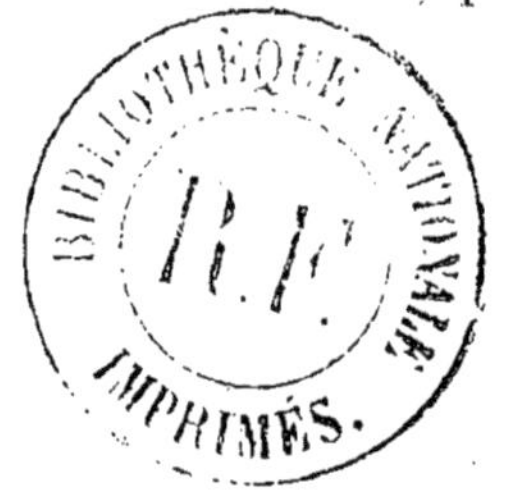

www.ingramcontent.com/pod-product-compliance
Ingram Content Group UK Ltd.
Pitfield, Milton Keynes, MK11 3LW, UK
UKHW020339250726
13967UKWH00005B/2015

9 782012 935181